MÉMOIRE

SUR UNE

ÉPIDÉMIE DE ROUGEOLE

COURONNÉ PAR LA FACULTÉ DE MÉDECINE DE PARIS

(Prix Montyon 1870. Médaille.)

PAR LE Dr P. FOUCAULT

ANCIEN INTERNE DES HOPITAUX DE PARIS.
MÉDAILLE DE BRONZE DE L'ASSISTANCE PUBLIQUE.
LAURÉAT DE LA FACULTÉ.
MEMBRE DE LA SOCIÉTÉ ANATOMIQUE.

FONTAINEBLEAU
IMPRIMERIE DE ERNEST BOURGES
1872.

PRÉFACE

Ceci est un travail de bonne foi, et qui n'a peut-être d'autre qualité que l'exactitude des renseignements et la fidélité dans les tableaux ; tristes tableaux vraiment que ceux qui passent sous les yeux de l'observateur dans le cours d'une épidémie ! L'auteur s'y est effacé le plus possible, se contentant de faire paraître sur la scène les chiffres et les faits, véritables personnages de tragi-comédie, et de leur faire jouer les rôles qu'ils devaient tenir, selon leur valeur absolue, et leur éloquence monotone ; de là une uniformité dans l'exposition, une sécheresse dans le style vraiment désespérantes. Cependant ce défaut qui tient plus du sujet que du metteur en scène, défaut considérable sans doute, car il rend la lecture de ce mémoire aride et presque fastidieuse, ne nous a pas empêché de le publier ; c'est pour nous l'occasion de remercier notre excellent maître, M. H. Roger, de la bienveillante sympathie qu'il nous a témoignée en maintes circonstances, et aussi de remercier les juges qui ont couronné ce travail imparfait.

Mais nous tenons à répondre à un reproche qui nous a été adressé : Pourquoi, nous a-t-on dit, n'avez-vous pas choisi cette occasion pour étudier d'une façon complète les modifications de la température chez les enfants atteints de rougeole ? Ce travail a été fait, mais il n'a pas trouvé place dans ce mémoire. D'une part, en effet, nous nous proposions d'étudier une épidémie et non un point particulier de pathologie et de séméiotique ; d'autre part, quand nous composions ce mémoire, nous savions que M. H. Roger, mettant en œuvre les nombreux matériaux qu'une longue pratique lui a fait accumuler, se disposait à publier un traité complet de clinique de médecine infantile, dans lequel l'étude de la température occupe une large place. Il eut été indécent que l'élève, devançant sciemment le maître, vint poser sa jeune expérience en sentinelle avancée et occuper avant lui un terrain conquis à la science par de plus longs travaux. C'est là ce que nous voulions répondre.

Fontainebleau, 15 février 1872.

Dr FOUCAULT.

Notre dessein, en commençant ce travail, est de relater l'histoire de l'épidémie de rougeole, que nous avons observée pendant notre passage à l'hôpital des Enfants-Malades. C'est pendant que nous étions interne dans le service de M. Henri Roger, chargé du cours clinique des maladies des enfants, qu'il nous a été donné de voir la plupart des cas que nous aurons à citer.

Ce travail repose sur 127 observations, toutes recueillies à l'hôpital des Enfants-Malades, depuis le 1er janvier 1870, jusqu'au milieu du mois de juin. Ces 127 observations se composent :

1° Des faits qui se sont présentés dans le service de M. H. Roger, au nombre de 54 ;

2° Des faits qui nous ont été communiqués par MM. Flamain, interne de M. le docteur Labric (43 observations), et Lordereau, interne de M. le docteur Bouchut (28 observations).

De sorte que, notre travail reposant à la fois sur les trois services de maladies aiguës de l'hôpital, peut prétendre représenter un résumé à peu près complet de l'épidémie de rougeole, qui a sévi dans cet établissement, pendant le premier semestre de 1870. Mais, nous prendrons autant que possible, les exemples que nous citerons et les preuves que nous invoquerons, dans les faits que nous avons personnellement observés.

Le plan que nous nous proposons de suivre est celui-ci : après avoir exposé la marche de l'épidémie, ses phases, ses caractères généraux, nous rechercherons, dans des chapitres distincts et par l'analyse des observations :

1° L'influence de l'état atmosphérique sur la marche et les complications de la rougeole ;

2° La durée de l'incubation ;

3° L'influence des maladies antérieurement existantes chez les enfants atteints de rougeole ;

4° Les particularités que nous a présentées l'énanthème morbilleux;

5° Les particularités que nous a présentées l'exanthème;

6° Nous exposerons, comme complément des chapitres précédents, l'histoire de plusieurs cas de fièvres éruptives composées ;

7° Nous insisterons enfin sur les complications de la rougeole, leur fréquence, leur nature, pendant l'épidémie dont nous entreprenons l'histoire.

CHAPITRE PREMIER

Tableau général de l'épidémie de rougeole.

Dans les derniers mois de l'année 1869 « deux maladies seulement » ont prédominé et revêtu un caractère franchement épidémique, la » fièvre typhoïde et la variole. » (Rapport de M. E. Besnier à la Société médicale des hôpitaux). Nous avons en effet, à notre entrée dans le service de M. H. Roger, trouvé plusieurs enfants atteints de fièvre typhoïde, mais les cas ont été de plus en plus isolés, et nous avons cessé d'en observer de nouveaux au commencement de février. Il n'en a pas été de même de la variole. Loin de là; l'épidémie, qui avait ses racines en 1869, a continué de s'étendre, et c'est à peine si, à cette époque (juin 1870), elle est arrêtée dans son développement. Nons avons dû renoncer à l'étudier en détail, les dispositions prises par l'administration de l'assistance publique pour la création d'un service spécial, nous ayant privé de la faculté d'observer nous-mêmes les varioleux.

« Malgré les conditions saisonnières, » dit plus loin, le rapport sur les maladies régnantes, de M. Besnier, « la mortalité de la » rougeole n'a subi aucune exacerbation pendant les mois de » novembre et de décembre 1869. (31 cas, 3 décès). C'est seulement » pendant les premiers mois de l'année, alors que les affections des » voies respiratoires prédomineront, que la rougeole s'accompagnera » fréquemment des complications thoraciques, qui sont la principale cause de la mortalité, pour cette affection. » M. Besnier prédisait juste; aussi, dans le rapport suivant, sur les maladies qui ont sévi pendant le semestre d'hiver, il cite des chiffres, qui établissent; 1° l'accroissement du nombre des rougeoles : 2° la plus grande mortalité :

Décembre (1869),	31 cas.	3 décès.	— Moins de $\frac{1}{10}$
Janvier (1870),	42 cas.	4 décès.	— Moins de $\frac{1}{10}$
Février (1870),	53 cas.	11 décès.	— Plus de $\frac{1}{5}$
Mars (1870),	59 cas.	5 décès.	— A peu près $\frac{1}{12}$

Ces chiffres portent sur l'ensemble des hôpitaux; ils montrent la rougeole, relativement bénigne en décembre et en janvier, revêtissant en février une gravité extrême (1 décès sur 5 rougeoles), pour reprendre en mars une allure moins sévère.

Telle est aussi la marche générale de l'épidémie de rougeole à l'hôpital des Enfants-Malades, pendant le premier trimestre de l'année 1870.

A notre entrée dans le service, deux enfants y étaient atteints de rougeole. La rougeole était confluente; l'un d'eux devait guérir après avoir traversé une coqueluche; l'autre devait succomber, un mois après, à une bronchio-pneumonie probablement tuberculeuse.

A quelques jours de là, les cas se succédaient dans les services de l'hôpital : le nombre des enfants entrés à l'hôpital avec la rougeole pendant le mois de janvier s'élève à 21. Celui des cas intérieurs à 7. (Par cas intérieurs, il faut entendre les faits de rougeole développée pendant le séjour à l'hôpital chez des enfants admis pour une autre maladie).

Les faits de rougeole, qui se sont montrés, dans le courant du mois de février (27, dont 2 intérieurs), indiquent une plus grande activité de l'épidémie.

Une première conclusion découle de l'examen de ces chiffres, à savoir : que l'épidémie, continue pendant le mois de janvier, a subi, dans les derniers jours de ce mois, et dans les premiers jours de février, une exacerbation considérable, qui a eu pour conséquence l'admission à l'hôpital de 20 cas de rougeole dans l'espace de 8 jours (28 janvier au 4 février); puis, après une courte interruption (du 5 au 15, il n'est admis que 3 nouveaux cas), l'épidémie augmente de nouveau et amène 10 enfants dans les salles en l'espace de 13 jours (du 15 au 28 février).

La première exacerbation est le résultat du développement d'une épidémie locale qui a sévi à l'orphelinat Saint-Charles, rue Blomet 151, à Vaugirard. Des 20 malades, entrés du 28 janvier au 4 février, 16 nous arrivaient de cet établissement.

Des renseignements, que nous avons recueillis à cet égard, il résulte, que cet établissement, qui ne contient pas moins de 250 enfants, a été, dans les derniers jours de décembre et pendant le mois de janvier, éprouvé, d'abord par une épidémie de scarlatine, qui a causé la mort de trois enfants (une d'angine couenneuse, une de pneumonie, une d'anasarque albuminurique) : et ensuite, dans la dernière quinzaine de janvier, par une épidémie de rougeole, qui enleva rapidement trois autres enfants. On dut évacuer l'établissement :

Sont amenés à l'hôpital des Enfants-Malades :

Le 29 janvier.	6 enfants.
Le 30 janvier.	2 —
Le 2 février.	4 —
Le 4 février.	4 —
Total.	16 enfants.

Les enfants ayant été dispersés, l'épidémie cessa ; et l'établissement put rouvrir ses portes 5 semaines après. Nous donnons, dans le tableau suivant, l'analyse de ces 16 cas :

1° Jœgel, 6 ans, entré le 29 janvier; a eu la scarlatine en décembre; actuellement rougeole confluente. Le 31 janvier, pleurésie gauche. Le 1er février, albuminurie. Le 4, amélioration. Le 10, diphthérie de plaie de vésicatoire. Le 25, rechute de pleuro-pneumonie. Le 2 mars, mort.

2° Combette, 5 ans, entré le 29 janvier, a une éruption de rougeole très-forte. Le 31, des vomissements. Le 14 février, guérison.

3° Bormel, 5 ans 1/2, entré le 29 janvier, a une éruption confluente de rougeole, avec une grande agitation. Le 7 février, bien. Le 12, angine tousillaire et adenite sous-maxillaire. Le 24, guérison.

4° Boutan, 5 ans 1/2, entré le 29 janvier; a eu la rougeole il y a 8 jours; actuellement diarrhée et bronchite. Le 31, état typhoïde, probablement pneumonie. Le 6 mars guérison.

5° Grivaud, 4 ans, entré le 29 janvier ; a une rougeole avec laryngite forte ; va d'abord assez bien. Le 21 février, stomatite et gingivite pseudo-membraneuse; angine et coryza couenneux. En mars amélioration.

6° Villain, 5 ans, entré le 29 janvier; rougeole forte avec fièvre vive, sans autre complication que des vomissements. Le 17 février, guérison.

7° Morin, 6 ans, entré le 30 janvier; rougeole sans complication; le 7 février, éruption scarlatiniforme sans angine. Le 24, guérison.

8° Charpentier, 6 ans, entré le 30 janvier; a eu la scarlatine il y a

12 jours; est au 1er jour d'une rougeole, diarrhée. Le 20 février, ophthalmie purulente. Le 27, guérison.

9° Chabenet, 8 ans, entré le 2 février; au début angine et conjonctivite, éruption mal sortie, éruption à la voute palatine, bronchite forte. Le 10 février, pleuro-pneumonie. Le 9 mars, guérison.

10° Glayenne, 6 ans, entré le 2 février, au 1er jour d'une rougeole; bronchio-pneumonie gauche. Le 5, laryngite forte et diarrhée. Le 22, guérison.

11° Haguet, 6 ans, entré le 2 février; au 1er jour d'une rougeole, avec diarrhée. Le 5, congestion pulmonaire. Le 7, diphthérie de la bouche, de la gorge et du larynx. Le 9, mort.

12° Morel, 2 ans 1/2, entré le 2 février, au 1er jour d'une rougeole avec angine. Le 3, diarrhée, bronchite. Le 6, bronchio-pneumonie double. Le 12, diarrhée, vomissements. Le 14 rechute de bronchio-pneumonie; croup; diarrhée. Le 17, mort.

13° Picard, 6 ans, entré le 4 février; au 1er jour d'une rougeole; éruption de la voute palatine; laryngite et catarrhe-bronchique fort; diarrhée. La bronchite et la diarrhée persistent jusqu'au 11. Le 27, guérison.

14° Quincey, 7 ans, entré le 4 février; au 1er jour d'une rougeole avec bronchite. Le 7, diarrhée. Le 21, pleuro-pneumonie encore constatable le 10 mars. Le 29 mars, guérison.

15° Alloiteau, 5 ans, entré le 4 février; au 1er jour d'une rougeole, avec laryngite. Le 6, angine, laryngite, coryza très-intenses. Le 8, bronchio-pneumonie. Le 9, mort.

16° Chauvenet, 3 ans, entré le 4 février; début il y a 8 jours par de la diarrhée; actuellement rougeole au 2e jour, bronchio-pneumonie. Le 13, diarrhée qui diminue le 21, et revient le 2 mars. Le 13 mars, guérison.

On peut voir par l'examen de ce tableau que les 16 rougeoles ont toutes présenté quelques complications; et le résultat en montre assez la gravité (4 décès sur 16, soit 1/4). Nous reviendrons plus loin sur ces faits, et nous rechercherons quel a pu être le rôle de la scarlatine dans ces complications; mais disons dès à présent que nous inclinons à voir l'empreinte de la scarlatine dans les diarrhées, dans les vomissements, dans l'angine et la stomatite couenneuses, si fréquentes dans cette épidémie.

Examinons maintenant les caractères intrinsèques de la maladie, pendant les mois de janvier et février. A la période d'invasion, signalons la fréquence de la diarrhée et des vomissements (7 cas), qui plusieurs fois ont persisté après l'éruption; une fois, la diarrhée fut pendant plus de 10 jours sanglante; puis l'éruption est en général confluente; nous voyons dans presque tous les cas (pendant le mois de janvier, 26 cas sur 32), l'énanthème intense, surtout la bronchite (11 fois), et en second lieu l'angine (5 fois). Ainsi, non-seulement, la bronchite, la laryngite, le coryza ont été fréquents et intenses; mais encore il s'y joint plusieurs fois une angine très-remarquable, et sur laquelle nous aurons à revenir. De ces 11 bronchites morbilleuses fortes, 9 ont dégénéré en bronchio-pneumonies, caractérisées par du souffle et des râles muqueux-fins. Ainsi les $\frac{2}{5}$ des cas de rougeole développée en janvier $\left(\frac{9}{32}\right)$ se sont compliqués d'inflammation broncho-pulmonaire. C'est donc avec raison, qu'on pouvait annoncer cette complication pendant les premiers mois de l'année. Enfin, 6 fois la rougeole s'est terminée par la diphthérie; un seul enfant chez lequel elle a été tardive a survécu.

JANVIER (32 *observations.*)

GUÉRISONS	Sans complication	10	20
	Après bronchio-pneumonie	8	
	Après diphthérie	1	
	Après coqueluche	1	
MORTS	Après bronchio-pneumonie	5	12
	Après diphthérie	5	
	Après pleuro-pneumonie	1	
	Après phthisie	1	
Prop. $\frac{3}{8}$	Total		32

Le même travail pour le mois de février donne des résultats encore plus tristes. Toujours grande fréquence des diarrhées et des vomissements au début de la rougeole. Je ferai seulement remarquer que toutes ces observations datent du commencement du mois de février, et qu'il faut évidemment les rapprocher de celles de la fin de janvier. Mais c'est surtout par les complications thoraciques et par la diphthérie, que cette phase de l'épidémie est remarquable. Ainsi du 1 au 7 février, sur 14 cas, un seul a été simple.

Dans les 13 autres, on note :

4 fois une bronchite très-forte;
3 fois une bronchio-pneumonie;
1 fois une pleuro-pneumonie;
5 fois le croup, avec ou sans angine couenneuse.

Puis, l'épidémie sembla s'arrêter quelques jours; et trois malades seulement entrèrent à l'hôpital en 10 jours (8 février au 17). Ces cas étaient de moyenne intensité.

Mais à partir du 17 février (les trois cas entrés ce jour, ont été excessivement graves), l'épidémie s'est montrée de nouveau avec ses complications thoraciques et diphthériques. L'observation suivante en retrace le tableau :

Observation. — Griselle, Joséphine, 3 ans. Entrée le 24 février 1870, salle Sainte Geneviève, n° 14. (Service de M. H. Roger). L'enfant est malade depuis une dizaine de jours; et elle porte des marbrures de rougeole abondantes sur tout le corps. Depuis 3 jours, elle a plus de fièvre, on note : 1° Une gingivite ulcéreuse, qui a déchaussé les incisives supérieures et inférieures; 2° Une angine très-forte, avec rougeur et aspect fongueux de la muqueuse; 3° Un coryza intense; les narines sont pulvérulentes; 4° Les yeux sont le siége d'une sécrétion muco-purulente abondante; 5° Enfin des râles muqueux, aux deux bases des poumons, et un peu de souffle à gauche. P. 160. Potion avec chlorate de potasse 2,50 gr.; potion alcoolat. d'aconit 1 gr., ext. digit. 0,05.

28 février. Les marbrures persistent et sont violettes; dyspnée et cyanôse extrême. Les lèvres, les gencives, la gorge sont couvertes de mucosités épaises, en partie dessèchées. — Pot., acide phénique.

1er mars. Mort.

A l'autopsie, bronchio-pneumonie presque généralisée; pas de diphthérie.

FÉVRIER (31 *observations.*)

Guérisons	Sans complication.	avant le 7 février..	3	11	18
		après	8		
	Après bronchio-pneumonie	avant le 7 février..	3	5	
		après	2		
	Après pleuro-pneumonie			2	
Morts	Après bronchio-pneumonie	avant le 7 février..	2	5	13
		après	3		
	de croup			8	
Prop. plus de $\frac{2}{5}$				Total	31

Ici, en y joignant un cas entré le 1er mars et terminé le 4 par la mort, et ayant tous les caractéres des faits précédents, (intensité exceptionnelle des phénomènes thoraciques, catarrhe morbilleux généralisé), se termine la première phase de l'épidémie que nous étudions. Autant elle a été sévère pendant la période précédente, autant cette épidémie va être bénigne dans les mois de mars et d'avril. Je désignerai quelquefois sous le nom *d'épidémie hivernale*, l'ensemble de faits observés pendant les mois de janvier et février, et par opposition, sous celui *d'épidémie printanière*, l'ensemble des faits qui se sont présentés depuis le 1er mars jusqu'à ce jour.

Dans les mois de mars et d'avril, il est entré à l'hôpital 22 rougeoles, c'est-à-dire, en deux mois, autant que dans le seul mois de janvier, et moins que dans le mois de février. (22 au lieu de 25); et veut-on se faire une idée de la gravité relative de l'épidémie hivernale, comparons les tableaux suivants à ceux précédemment dressés pour les mois de janvier et de février.

MARS (*14 observations*).

Guérisons......	Sans complication................	9	12
	Après bronchio-pneumonie........	2	
	Après scarlatine..................	1	
Morts..........	Après bronchio-pneumonie........	1	2
	Rougeole secondaire.............	1	
Prop. $\frac{1}{7}$	Total..........		14

AVRIL (*17 observations*).

Guérisons......	Sans complication................	11	14
	Après bronchio-pneumonie........	1	
	Conservent de la pn. chronique....	2	
Morts..........	Avec bronchio-pneumonie.........	2	3
	Éruption composée...............	1	
Prop. à peu près $\frac{1}{6}$	Total..........		17

Ainsi, tandis que la mortalité de janvier est de 3 pour 8; celle de février est de plus de 2 pour 5. En mars elle est de 1 pour 7, et en avril de 1 pour 6. C'est qu'en effet, et on peut le voir par les tableaux ci-dessus, les complications thoraciques ont été rares relativement. (6 fois sur 31 cas), et mortelles seulement 3 fois; et de plus il ne s'est présenté, dans le cours de ces deux mois, aucun cas de croup secondaire à la rougeole, tandis que la période hivernale nous en avait présenté 14 cas. Ainsi, rougeole simple, discrète ou confluente, sans phénomène généralement prédominant, ni à la période d'invasion, ni pendant le déclin de la maladie, tel est le caractère général de la maladie morbilleuse en mars et en avril. Cependant, il faut reconnaître que les cinq derniers cas de rougeole du mois sont notablement moins simples que les autres; nous y signalons la persistance de la bronchite, de la laryngite, de la diarrhée et l'énanthème en général plus intense que dans les faits qui ont précédé. C'est qu'en effet, ces cas forment une transition naturelle et graduée, entre la rougeole bénigne des mois de mars et d'avril, et celle beaucoup plus grave qui a sévi en mai.

MAI (26 *observations*).

GUÉRISONS......	Sans complication grave.........	13	15
	Après bronchio-pneumonie........	2	
MORTS..........	Après bronchio-pneumonie........	7	11
	Après diphthérie..................	3	
	Après diphthérie et varioloïde.....	1	
Prop. plus des $\frac{2}{5}$		Total.........	26

Ainsi, dans le mois de mai, la mortalité, à l'hôpital, a été la même qu'au mois de février. Deux raisons expliquent cette gravité : d'abord l'intensité beaucoup plus grande de l'énanthème laryngo-bronchique (8 bronchio-pneumonies, 4 croups avec ou sans angine couenneuse); en second lieu, le grand nombre des cas de rougeole développés sur des enfants entrés à l'hôpital pour une autre maladie (14 sur 26). Or, il est incontestable que la maladie morbilleuse est, dans ces conditions, extrêmement grave, et la preuve en est, que sur le chiffre de 11 décès, 7 sont fournis par ces cas intérieurs, autrement dit la moitié de ceux-ci a été suivie de mort (7 sur 14).

Que si, maintenant, nous interrogeons les phénomènes morbides, nous trouvons signalés, à la période d'invasion, des accidents variés : de la diarrhée (1 fois); la laryngite et l'angine intenses (3 fois); la bronchite généralisée aux petites bronches (2 fois); les convulsions (1 fois); l'état gastrique (2 fois). Puis, l'éruption ayant paru, nous voyons la bronchite dégénérer en bronchio-pneumonie (7 fois); la laryngite prendre la forme croupale (4 fois), ou persister, ainsi que nous aurons à le dire sous forme de laryngite subaiguë, caractérisée par la toux rauque et l'aphonie, et, à l'autopsie, par des ulcérations des cordes vocales (4 cas).

A partir du mois de juin, l'épidémie a diminué, et comme nombre de malades (7 en 15 jours), et comme intensité des phénomènes. Cependant, sur les 6 cas, il y a un cas de mort (croup et pneumonie). Mais, dans les six autres cas, quoique la rougeole ait été confluente, la maladie a évolué sans complication, et les enfants sont aujourd'hui, ou sortis de l'hôpital, ou en convalescence.

Telle a été la marche de l'épidémie de rougeole pendant le temps de notre observation (1er janvier au 15 juin). Nous pourrions ici en présenter un résumé succinct; nous préférons le placer à la fin de ce mémoire sous forme de conclusions.

CHAPITRE II

De l'état de l'atmosphère pendant les mois de janvier, février et mars, au point de vue de l'épidémie de rougeole.

On dit, et nous avons répété au début du précédent chapitre, que les conditions atmosphériques aidaient au développement et à la gravité des complications thoraciques de la rougeole. C'est là un fait d'observation générale certainement exact, mais dont la démonstration rigoureuse ne nous semble pas facile à donner.

L'ensemble des conditions qui engendrent le *génie épidémique*, est complexe : l'atmosphère, ses variations caloriques et hygrométriques, y entrent pour une part sans doute importante ; mais, à supposer ce facteur connu, nous croyons qu'on serait encore bien loin de la solution du problème de l'étiologie des épidémies en général. Combien d'autres facteurs entrent dans ce calcul ! L'âge, la constitution du malade, son hygiène, les sources et le mode de contagion, la coexistence d'autres épidémies, et enfin le séjour à l'hôpital, etc.; tout cela ne peut se chiffrer, ni se mettre en tableau. Nous avons construit cependant, quand nous avons fait ce travail, sur les documents que nous a fournis M. Besnier, médecin très-distingué de la Maison de santé, un tableau de la température et de ses oscillations pendant les mois de janvier, février et mars.

Voyons ce qu'on peut tirer de ce tableau : la température du mois de janvier a été très-variable. Cependant, jusqu'au 19 janvier, elle n'est pas descendue au-dessous de 0 ; du 20 au 26, elle oscille autour de 0 ; puis, descendant brusquement, nous la voyons remonter progressivement, et par de grandes oscillations, pendant les derniers jours de janvier et les premiers jours de février jusqu'au 4, et rester stationnaire entre + 2 et + 10 ° jusqu'au 8 février. Si maintenant, nous consultons nos observations, nous voyons que la rougeole a été grave pendant tout le mois, et que la première quinzaine (température au-dessus de 0), en donnant une proportion de 6 bronchio-pneumonies sur 13 cas, n'a pas été beaucoup plus favorable que la seconde quinzaine, qui donne sur 19 cas : 7 bronchio-pneumonies, 6 diphthéries croupales ou pharyngées, 1 pleuro-pneumonie.

Et pour le mois de février, nous avons eu soin d'indiquer l'extrême gravité des cas de rougeole du 1er au 7 de ce mois ; cependant, pendant tout ce temps, la température a toujours été au-dessus de 0, et avec des oscillations sensiblement constantes. A partir du 7 février, l'épidémie reste grave, puisque sur 17 cas, 10 sont compliqués : de bronchio-pneumonie (5) ou du croup (5). A ce moment, la température est certainement très-basse, mais elle se relève assez régulièrement ; à la fin du mois et dans les premiers jours de mars, elle est même exceptionnellement haute ; cependant les rougeoles compliquées affluent encore, et le dernier cas de la série hivernale se montre du 1er au 4 mars. En mars, au contraire, l'épidémie est bénigne : point de croup, 3 bronchio-pneumonies sur 14 cas. Néanmoins, le tableau nous montre la température décrivant trois grandes oscillations qui, à trois reprises, lui font dépasser la ligne de zéro.

Nous regrettons beaucoup de ne pas avoir entre les mains les tableaux de la température du mois de mai, qui a présenté une recrudescence si remarquable de l'épidémie. Mais, quand même nous serions arrivé à établir le parallélisme de la courbe épidémique et de la courbe de la température, nous resterions dans une grande hésitation s'il nous fallait conclure. L'astronome, qui détermine une portion très-petite de l'orbite d'une planète, la connaît toute entière ; il n'a à tenir compte que de la loi d'attraction ; autre chose est, croyons-nous, de construire la courbe étiologique d'une épidémie, parce que la plupart des éléments qui l'engendrent, l'entretiennent et la modifient, échappent à une détermination mathématique.

CHAPITRE III

Des cas intérieurs, principalement au point de vue de la durée de l'incubation.

Les cas, que nous avons appelés intérieurs, c'est-à-dire, développés sous nos yeux, chez des enfants admis à l'hôpital pour une maladie autre que la rougeole, et cela, depuis assez longtemps, pour qu'il soit permis d'admettre que c'est dans l'hôpital même qu'ils ont reçu les germes de l'affection morbilleuse ; ces cas, dis-je, sont au nombre de 33.

Ces cas offrent un double intérêt : 1° Quelques-uns nous permettent de préciser, autant que possible, la durée de l'incubation ; 2° Quelques-uns pourront nous permettre de rechercher, quelle est l'influence de la maladie qui existait avant la rougeole sur cette dernière, et surtout sur le développement des complications.

Dans ce chapître, nous ne nous occuperons que du premier point. Citons d'abord quatre observations qui offrent un intérêt particulier par la brièveté de la période d'incubation.

Observation. — Baud, Joséphine, âgée de 3 ans, entrée le 18 janvier. Cette enfant est malade depuis plus de 3 mois d'une coqueluche très-forte et très-rebelle. Le 10 janvier de cette année, elle est entrée, salle Sainte-Catherine, (service de M. Bouchut). Le 13, sa mère l'a retirée de l'hôpital. Le jour de sa rentrée, (18 janvier), on note : une éruption de rougeole datant de deux jours, avec angine forte ; grande rougeur et tuméfaction des amygdales, le catarrhe bronchique est modéré, (q. q. râles sibilants et muqueux des deux côtés de la poitrine) ; mais il y a une laryngite forte, avec toux spasmodique, qui rappelle imparfaitement la quinte de coqueluche. P. 144. Le 19, éruption peu abondante ; respiration très-rude ; (sinapisme, potion avec acétate d'ammoniaque, 0,50). P. 152.

Le 20, amélioration. L'éruption est plus belle.

Les jours suivants, l'enfant continue à tousser, l'éruption s'éteint ; mais il reste de la fièvre. P. 132.

Le 25, la laryngite diminue.

Le 26, convalescence.

Le 1er février, il y a toujours un peu de toux, et un léger mouvement fébrile.

Le 7, la coqueluche reparaît plus forte ; angine pharyngo-laryngée simple, sans fausses membranes.

Le 8, exacerbation de la coqueluche. (S. de goudron, S. de Tolu).

Le 9 (soir), P. 148, Resp. 52, T. ax., 39. 4. Souffle et râles muqueux dans tout le côté gauche et à la base droite ; rougeur vive de la joue droite ; œdème des extrémités.

Le 12, râles muqueux dans toute la poitrine ; mais les râles sont surtout nombreux et s'accompagnent de souffle 1° à la base du poumon gauche ; 2° au sommet du poumon droit ; fièvre continue avec exacerbation du soir. P. 156.

Le 15, le facies est très-pâle, et l'enfant maigrit beaucoup ; mêmes phénomènes stéthoscopiques ; à la face interne de la joue droite et du pharynx, rougeur violacée intense ; des mucosités épaisses remplissent la gorge ; mais il n'y a pas de fausses membranes. La voix est faible; la toux n'a pas le caractère croupal. Les quintes de coqueluche sont devenues très-faibles.

Les jours suivants, l'amaigrissement se prononce de plus en plus; les râles et le souffle persistent; tous les soirs, il y a un accès de fièvre, qui fait monter le pouls à 156 ou 160. Le 24 février, l'enfant est emmenée par les parents.

Nous aurons plusieurs fois l'occasion de rappeler cette observation, dans laquelle une bronchio-pneumonie tuberculeuse se montre à la suite de la rougeole et dans le cours d'une coqueluche; mais ce qui, dans ce moment, nous intéresse, c'est que l'enfant admise à l'hôpital pendant 3 jours, (du 10 au 13 janvier), a eu une rougeole confirmée dès le 17; ce qui en mettant au minimum 3 jours de prodromes, fixe à 4 jours seulement la durée de l'incubation. Si MM. Rilliet et Barthez ne citaient pas des cas analogues; si les trois faits suivants n'étaient pas de nouveaux exemples de cette durée exceptionnellement courte de la période d'incubation, nous serions tenté de ne voir là qu'une coïncidence. Mais cette opinion ne nous paraît pas soutenable devant les quatre faits que nous citons, et que nous avons observés dans un assez court espace de temps (6 mois).

Observation. — Landereau, Augustine, 3 ans, entrée le 6 mai 1870, salle Sainte-Geniève, n° 7. — Cette enfant a été admise, le 27 avril, dans la salle Sainte-Thérèse (service de M. Giraldès), pour des plaques muqueuses de la vulve et de l'anus. Le 6 mai, elle est transportée dans le service de M. Roger; elle présente une éruption de rougeole type, avec coryza, larmoiement et rougeur des yeux; dans la poitrine, il y a des râles sibilants et ronflants. L'enfant est emmenée le 12 mai incomplètement guérie.

Observation. — Petit, Henri, 5 ans, entré salle Saint-Jean (service de M. Labric) n° 5, le 27 décembre 1869. Cet enfant a été dans le service de M. Roger, du 19 décembre au 26 du même mois. Emmené par sa mère, il rentre le lendemain 27, dans le service de M. Labric, avec de la fièvre, du catarrhe de muqueuse oculaire, nasale, laryngée et bronchique. L'éruption cutanée rubéolique est peu abondante.

2 janvier. Adynamie; la fièvre persiste.

Le 4, râles sous-crépitants abondants; respiration un peu soufflante au sommet gauche. P. 148. (Julep kermetisé).

Les jours suivants, les signes de bronchio-pneumonie persistent, mais l'adynamie diminue un peu.

Le 8, toux rauque; voix en partie éteinte; pas d'angine; râles humides très-abondants; le souffle a disparu.

Le 10, mêmes phénomènes laryngés et thoraciques; fièvre intense. P. 140.

A M. H. ROGER

PROFESSEUR DE CLINIQUE DES MALADIES DES ENFANTS.

OFFICIER DE LA LÉGION D'HONNEUR.

MEMBRE DE L'ACADÉMIE DE MÉDECINE.

PROFESSEUR AGRÉGÉ DE LA FACULTÉ DE MÉDECINE DE PARIS.

MÉDECIN DES HOPITAUX.

Le 16, amélioration qui persiste jusqu'au 10 février, gros râles sonores perceptibles à la main; au sommet gauche, souffle fort à l'expiration (dilatation bronchique). État général assez peu satisfaisant.

Le 11, fièvre forte. Le soir, on constate de la matité et une grande obscurité du murmure respiratoire. A la base droite, il y a un épanchement pleurétique, occupant les 2/3 du côté droit.

Le 21, l'épanchement a beaucoup diminué.

Exeat, guéri. 31 mars.

Observation. — (Résumé), Bagot, Henri, 11 ans, entré le 14 janvier 1870, salle Saint-Jean, n° 10, (service de M. Labric). Au moment de l'entrée, anémie par épistaxis répétées.

Le 26 janvier, éruption rubéolique ; l'enfant tousse un peu, et était souffrant depuis l'avant-veille ; pas de complication.

Exeat, guéri. 10 février.

En résumé :

Observation Baud. — Entrée : 10 janvier. — Rougeole le 16. — Incubation 4 jours.

Observation Landereau. — Entrée : 27 avril. — Rougeole le 6 mai. — Incubation 6 à 7 jours.

Observation Petit. — Entrée : 19 décembre. — Rougeole le 27 décembre. — Incubation 6 jours.

Observation Bagot. — Entrée : 14 janvier. — Rougeole le 26 janvier. — Incubation 8 à 9 jours.

Ce sont sans doute des faits semblables qui avaient conduit Home à fixer à 4 jours la durée de l'incubation de la rougeole ; nous croyons, avec la généralité des auteurs, que cette période est en général beaucoup plus longue que ne le pensait le médecin d'Édimbourg ; et nous aimons mieux voir dans ces faits le résultat d'une prédisposition individuelle inexpliquée.

Les faits suivants, beaucoup plus nombreux (17 sur 32), c'est-à-dire plus de la moitié des cas, rentrent dans les limites communément assignées, depuis les travaux de Panum, à la période d'incubation.

Durée probable de l'incubation.	11 jours.	1 fois.
— — . . .	12 —	4 —
— — . . .	13 —	2 —
— — . . .	14 —	1 —
— — . . .	15 —	2 —
— — . . .	16 —	3 —
— — . . .	17 —	3 —
— — . . .	18 —	1 —

Ainsi 17 fois sur 32, la durée de l'incubation a paru osciller entre 11 et 18 jours. Faisons encore remarquer cette particularité : deux enfants, le frère et la sœur, entrés le même jour (26 avril), ont été l'un et l'autre frappés de la rougeole, au même moment (15 et 16 mai), c'est-à-dire, en tenant compte de la période d'invasion, le 16e et le 17e jour de leur séjour à l'hôpital : et il semble qu'ils en ont contracté le germe le même jour, probablement celui même de leur entrée dans les salles.

Dans la 3e catégorie de faits que nous possédons, la durée de l'incubation devient moins facile à préciser. Le tableau suivant, dressé sur le même mode que le précédent contient 11 cas (sur 32).

Durée du séjour à l'hôpital (la durée de l'incubation est indéterminable)		
	21 jours.	2 fois.
— —	23 —	1 —
— —	25 —	1 —
— —	29 —	1 —
— —	36 —	1 —
— —	37 —	1 —
— —	45 —	1 —
— —	67 —	1 —
— —	3 mois.	2 —

Une remarque s'applique aux quatre derniers enfants cités dans ce tableau. Deux sont des enfants, admis dans les salles de maladies d'yeux : pour ceux-ci, le séjour dans un milieu moins chargé de miasmes, leur éloignement des fièvreux, leurs promenades et leur hygiène relativement meilleure, expliquent suffisamment comment l'un a pu rester 45 jours, l'autre 3 mois, sans prendre les germes de la rougeole. Mais d'autre part les enfants Nizet et Palazot, soignés dans une salle de médecine (salle Saint-Louis), sans cesse en rapport avec des rubéoliques, ont néanmoins résisté 2 et 3 mois à la contagion.

Ainsi, tandis qu'au début de ce chapitre, nous citions des cas de contagion immédiate, et d'incubation courte, ici, au contraire, nous voyons des cas où la contagion a été longue à se produire, où la durée de l'incubation est tout-à-fait indéterminable; et ces deux groupes de faits contraires nous semblent à l'appui de cette opinion qui assigne à chaque individu une puissance assimilatrice propre, vis à vis des agents de contagion.

Enfin nous citons un fait où la limite ultime (11 jours), de la contagion, semble pouvoir être précisée par le départ de nos salles, de l'enfant qui fait l'objet de cette observation.

Observation. — Bousquet (Marcel), 3 ans, entré le 12 janvier 1870 (salle Saint-Jean n° 55, service de M. Labric). Il y a 3 semaines, cet enfant était dans la même salle pour un croup et de la diphthérie labiale; il a guéri sans opération; il est sorti il y a 15 jours. Il y a 4 jours, qu'il tousse, et qu'il a de la fièvre; les yeux sont larmoyants; il n'y a ni vomissements, ni diarrhée.

Le 13 janvier, commencement d'éruption sur le cou; la figure est à peu près normale. Le soir l'éruption apparaît sur le ventre et la figure. Quelques râles dans la poitrine.

Le 15, aucune complication; cependant vers les derniers jours de janvier, il reste encore de la bronchite. — Exeat guéri, 6 février.

Ainsi cet enfant qui était resté 8 jours à l'hôpital a certainement contracté la rougeole au plus tôt le 20e jour et au plus tard le 11e jour, avant que la maladie commence. Ce fait, ajouté aux 17 cas qui forment la seconde série de faits, est donc pleinement confirmatif de l'opinion généralement reçue que la durée de l'incubation est en général de 12 à 18 jours.

CHAPITRE IV

Influence des maladies antérieures sur la marche de la rougeole et le développement des complications.

Scarlatine. — Nous possédons sept observations, dans lesquelles la scarlatine a, non pas coïncidé avec une éruption de rougeole, mais l'a précédée de plusieurs jours au moins. Nous nous proposons de rechercher dans ces observations, la part d'influence qu'il faut assigner à la scarlatine, dans l'évolution de la maladie morbilleuse, et dans le développement des complications.

Observation. — Larouge, Justin, 6 ans, entré le 29 décembre 1869, salle Saint-Jean, n° 16. (Service de M. Labric). Au moment de l'entrée, la scarlatine qui a été vue ces derniers jours, a disparu; il y a de l'œdème des extrémités inférieures et de la face; albuminurie.

Le 4 janvier, l'urine contient encore un peu d'albumine.

Le 8, l'enfant a une diarrhée, rebelle à tout traitement.

Le 9, l'urine rougeâtre dépose abondamment; la quantité d'albumine n'augmente pas.

Le 10, (13e jour après l'entrée), le soir, un peu de fièvre; la diarrhée persiste et l'enfant vomit.

Le 12, toujours des vomissements répétés, et de la fièvre, plus forte le soir. L'urine très-fortement colorée dépose beaucoup.

Le 13, les vomissement cessent. 14, un peu de conjonctivite.

Le 16, éruption de rougeole surtout aux avant-bras. Très-peu d'urine rendue.

Le 17, l'éruption est très-forte; il y a un peu de catarrhe bronchique.

Le 19, l'éruption persiste; les vomissements sont revenus.

Le 22, toujours des vomissements; cependant, amélioration sensible; les urines ne contiennent plus de sang ni d'albumine.

Le 25, les vomissements cessent, pour reparaître le 31 janvier.

Le 5 février, l'urine est sanglante, et il y a de la fièvre.

Le 6, amélioration, l'urine contient encore un peu d'albumine. (Tannin, 0,20).

L'hématurie et l'albuminurie persistent jusqu'au milieu du mois. Exeat. (27 février), guéri.

Observation. — Jæger, Eugène, 6 ans, entré le 28 janvier 1870, salle Saint-Jean, n° 7. (Service de M. Labric). L'enfant a eu la scarlatine à la fin de décembre à l'orphelinat Saint-Charles; la desquamation se voit aux mains. Actuellement, il présente une éruption de rougeole; sans catarrhe. Pas d'albuminurie.

Le 30 janvier, éruption très-forte; un peu d'agitation.

Le 31, pleurésie gauche, (souffle sans râles, submatité). Vésicatoire. Le soir, un peu de délire, l'éruption est très-intense.

Le 1er février, fièvre, agitation persistante, souffle plus fort à gauche; râles nombreux à droite; éruption encore très-marquée; l'urine contient une grande quantité d'albumine.

Le 2, même état ataxique.

Le 4, mieux; moins de fièvre, l'épanchement diminue; et aussi la quantité d'albumine excrétée.

Le 10, l'urine ne contient plus d'albumine.

Le 14, fièvre; l'épanchement reste stationnaire; une plaie que l'enfant avait au pied se couvre de diphthérie (Iodoforme).

Après une légère amélioration l'enfant est repris le 25 février de pleuro-pneumonie. Mort le 2 mars; pas d'autopsie.

Observation. — Meyer, 2 ans, entré le 18 janvier 1870. Salle Saint-Jean, n° 25, (Service de M. Labric). Malade depuis 4 jours, il présente de la fièvre, de la toux; il a vomi; il porte une angine simple et une éruption de scarlatine.

Le 21 janvier, l'éruption a disparu; pas de complication.

Le 1er février (13e jour), un peu de fièvre.

Le 5, fièvre, un peu de toux et du larmoiement.

Le 6, éruption de rougeole bien sortie. Grande amélioration.

Le 7, dispnée; fièvre forte. Le 8, souffle dans les deux côtés de la poitrine (pneumonie double).

Le 9, mort; pas d'autopsie.

Observation. — Ragez, Léonce, 2 ans, entré le 28 décembre 1869. Salle Saint-Jean, n° 21. (Service de M. Labric). Admis pour de la diarrhée, il est pris le 6 janvier de fièvre, et a dans la journée même une éruption de scarlatine étendue à tout le corps. Un peu d'angine. L'éruption diminue le 7; cependant on distingue encore le pointillé qui existe sur les membres et le tronc. La figure est rouge par plaque; angine très peu forte.

Le 8, l'éruption a presque complètement disparu.

Le 13, l'enfant est vacciné.

Le 15, éruption de variole discrète.

Le 21 fièvre assez forte le soir; le lendemain, on constate l'existence d'une pneumonie du sommet gauche (souffle tubaire).

Le 26, éruption rubéolique généralisée, visible surtout à la face et au dos.

Mort, 30 janvier; pas d'autopsie.

Observation. — Charpentier, Alfred, 6 ans, entré le 30 janvier 1870. Salle Saint-Jean, n° 13. Il vient de l'orphelinat Saint-Charles, où il a eu la scarlatine il y a 12 jours; il est au premier jour d'une éruption de rougeole moyennement intense, sans complication. Le 6 février, l'enfant est bien.

Le 20, ophthalmie purulente, qui s'améliore par le collyre au nitrate d'argent.

Le 8 mars, kératite et abcès de la cornée; les accidents sont rapidement conjurés. Exeat 27 mars, guéri.

Observation. — Fraize, 4 ans, entré le 16 mai 1870. (Service de M. Labric, salle Saint-Jean, n° 53). Après un jour de fièvre et des vomissements, apparition le 15 d'une scarlatine, avec angine moyenne, qui reste simple.

Le 28 mai (12e jour), un peu de fièvre et de toux.

Le 5 juin, dans la nuit, laryngite spasmodique, simulant le croup; le lendemain, éruption de rougeole. Actuellement, guéri de sa rougeole, il garde une laryngite rebelle.

Observation. — Gusse (Julien), 4 ans, entré le 7 mai. Il est malade depuis une huitaine de jours. Il présente une angine scarlatineuse forte, et sur la peau une éruption rosée uniforme. Le 9 mai l'angine persiste, non diphthéritique; l'éruption s'est éteinte. Sort le 22 mai.

L'enfant rentre le 25 mai avec une rougeole confluente à la face ayant paru cette nuit; dans la poitrine il y a beaucoup de râles, la respiration est haute et fréquente.

Le 26 mai, l'éruption est généralisée et d'une confluence extrême. Il y a : une angine très-forte, caractérisée par une rougeur intense, sans gonflement notable des amygdales, et une laryngite avec toux férine violente; les narines sont sèches et croûteuses (pot. acétate d'ammoniaque).

Le 27, même état de la peau et des muqueuses; les lèvres sont grosses, boursouflées; l'enfant a eu hier des convulsions. La poitrine est pleine de râles.

Le 30, éruption confluente encore très-marquée; au lieu de s'effacer elle devient bleuâtre; à la face il y a de la desquamation. Les lèvres, la bouche, la gorge sont d'un rouge foncé, d'un aspect luisant, vernissé uniforme; le nez est croûteux.

Le 31, la poitrine est un peu dégagée; il y a encore de la toux, mais elle commence à prendre le caractère croupal; les narines sont le siége d'un jetage abondant, puriforme; les lèvres restent grosses, saignantes, couvertes de croûtes que l'enfant écorche; la gorge et la bouche sont sèches, luisantes; et saignent avec une facilité remarquable.

Le 1er juin, le facies se grippe; l'éruption persiste sous forme de marbrures bleuâtres, ecchymotiques; par place, il parait des tâches rouges, foncées.

Le 2, ces tâches se sont converties en pustules de varioloïde; mais celles-ci sont peu saillantes, le liquide qu'elles contiennent est teinté de noir; elles sont entourées d'une petite auréole hémorrhagique; P. 140. La voix est complètement éteinte; la toux rare est croupale; dans la gorge on aperçoit une exsudation grisâtre; la poitrine est pleine de râles. Mort dans la nuit.

Autopsie. — Le pharynx sur toute sa surface a conservé sa coloration rouge foncé; la muqueuse est criblée de granulations grisâtres, molles, presque confluentes, peu adhérentes. L'examen microscopique montre qu'elles sont formées d'epithelium du pharynx englobé dans une trame fibroïde; c'est donc de la diphthérie. Tout le larynx et la face inférieure de l'épiglotte sont couverts des mêmes faussesmembranes : là elles forment une couche continue, et remplissent les ventricules laryngés. La trachée, les bronches offrent les traces d'une inflammation intense. Les bronches sont complétement remplies d'une sanie sanguinolente. Sur la trachée et dans les bronches on trouve également des grains pseudo-membraneux. L'examen microscopique fait voir : au milieu d'une trame fibroïde peu résistante, des cellules épithéliales, les unes encore régulières, les autres déformées, en voie de scission, et à double noyau; d'autres qui de plus en plus irrégulières arrivent à la forme dans laquelle on ne trouve plus que des granulations, et qui même se creusent de vacuoles. Enfin en certains points l'epithelium est tellement déformé qu'il devient difficile de le reconnaître dans ces éléments inégaux et anguleux.

Toute la surface pulmonaire est adhérente à la plèvre par des brides cellulaires déjà anciennes. Celles-ci rompues et détachées de la paroi, il apparaît un piqueté hémorrhagique très-abondant, sous-pleural. Pneumonie lobulaire double, presque totale; les points congestionnés sont privés d'air; au contraire il y a de l'emphysème aux sommets et aux languettes pulmonaires.

Réflexions. — L'observation de l'enfant Larouge nous présente un grand intérêt. La scarlatine, terminée il y a 1 mois, a laissé après elle, une lésion rénale, caractérisée par l'anasarque et l'albuminurie. Tout d'un coup, de la fièvre, des vomissements apparaissent; il ne s'agit là ni d'une méningite, ni d'une encéphalopathie albuminurique, comme on aurait pu le penser; une rougeole se montre, elle est normale; en même temps les vomissements cessent, l'albuminurie se supprime; puis quand la rougeole est terminée, les vomissements reparaissent et annoncent le retour et de l'albuminurie et même des hématuries. C'est, croyons-nous, à la scarlatine et non à la rougeole qu'il faut rapporter ces phénomènes remarquables qui ont signalé le début de la maladie morbilleuse. Notons que dans cette observation, pas plus que dans les autres, nous ne trouvons signalé rien de spécial à l'éruption cutanée; dans l'observation de l'enfant Gusse, elle est seulement désignée comme étant d'une confluence remarquable.

Aucune des six premières observations ne signale l'existence de l'angine; nous craignons qu'il n'y ait là une omission de la part de l'observateur. Pour nous, qui avons vu l'enfant Gusse, nous avons été frappé de l'intensité de l'énanthème, non-seulement, il y a une bronchio-pneumonie double, non-seulement, il y a une laryngite forte, mais encore on y constate : 1° une angine très-violente, avec boursoufflement de la muqueuse, et rougeur foncée; 2° une stomatite, de la turgescence et de la rougeur des lèvres, qui saignent et se couvrent de croûtes. Puis, cette angine devenant pseudo-membraneuse, et se ralliant d'un côté à un coryza couenneux, de l'autre à une laryngite croupale; tout cela, ne porte-t-il pas l'empreinte de la scarlatine, qui a précédé de 18 jours l'éruption morbilleuse? Et ce qui nous confirme dans cette opinion, c'est le fait que nous rapporterons plus loin de l'enfant Dubois, chap. VIII, p. 36, chez lequel les deux maladies scarlatine et rougeole existant simultanément, nous retrouvons le même tableau pathologique; cette même stomatite, ce même boursoufflement des lèvres, cette même angine, et enfin ces mêmes productions diphthériques.

En dehors de ces deux cas, nous reconnaissons que la scarlatine quoique récente dans les autres faits, 1 mois, enfant Jæger; 13 jours, enfant Meyer; 20 jours, enfants Ragez et Fraise; 12 jours enfant Charpentier, ne semble pas avoir eu une influence immédiate sur la rougeole; nous croyons qu'il serait téméraire d'attribuer à la scarlatine seule, la pleuro-pneumonie de l'enfant Jæger, la pneumonie des enfants Ragez et Meyer, et surtout l'ophthalmie purulente de l'enfant Charpentier, et la laryngite rebelle du jeune Fraise. Mais devant le résultat, que de ces 7 enfants, 5 sont morts, nous ne pouvons nous refuser à croire dans tous ces cas, à une influence médiate de la scarlatine; comme en thèse générale, nous l'admettons de toute maladie ayant précédée dans un temps court, une rougeole.

Érysipèle. — A côté de la scarlatine, je placerai une autre maladie à éruption, l'érysipèle. Loin de moi l'idée d'assimiler complétement l'érysipèle à une fièvre éruptive, et je n'ai pas à entrer ici dans les raisons qui plaident contre cette assimilation; mais je crois rester dans la vérité du fait, en appelant une maladie avec éruption, l'érysipèle, comme je n'hésiterais pas à le faire pour l'érythème noueux ou pour l'herpès fébrile. Quoi qu'il en soit, voici un fait intéressant; d'abord, parce qu'il relate la transformation d'une éruption érysipèlateuse en rougeole; en second lieu, parce qu'on y voit avec quelle rapidité l'énanthème morbilleux s'est compliqué de diphthérie.

Observation. — Desoit, 7 ans, entré le 29 avril 1870. Salle Saint-Jean. (Service de M. Labric). L'enfant a eu récemment une angine couenneuse, pour laquelle il a été soigné à l'hôpital Sainte-Eugénie. Actuellement, il a encore un peu de diphthérie des lèvres.

Le 5 mai, apparition d'un érysipèle de la face.

Le 22, nouvelle poussée érysipèlateuse.

Le 24, l'érysipèle s'est changé en rougeole; l'éruption morbilleuse se fait facilement, et ses caractères sont très-nets.

Le 26, fièvre forte; râles dans toute la poitrine. Le 27 mai, toux rauque, sans suffocation, coryza intense, jetage.

Le 28, dyspnée extrême, pas d'angine. Des injections pratiquées dans le nez font sortir une énorme fausse membrane, qui devait tapisser au moins toute la face supérieure du voile du palais. Dans la soirée accès de suffocation; mort. Pas d'autopsie.

Variole, Varioloïde, Varicelle. — Nous réunissons ici trois maladies ou mieux trois variétés d'une même maladie, dont l'influence sur la rougeole est sans contredit bien différente. Une variole récente est un élément certain de gravité pour une rougeole; à plus forte raison les cas des enfants Chambrand et Ragez, et dans lesquels a existé en même temps ou à court intervalle, une scarlatine, une variole et une rougeole. Par contre, on verra dans l'exemple suivant, une varicelle précéder de 15 jours la rougeole; et celle-ci évoluer sans complication. Nous ferons aussi remarquer que cette observation date du commencement de janvier, c'est-à dire, d'une époque où l'épidémie n'avait pas encore revêtu cette gravité, sur laquelle nous avons insisté.

OBSERVATION. — Binot, 2 ans, entré le 22 décembre 1869. (Salle Saint-Jean, n° 26. Service de M. Labric). Au moment de l'entrée, il a une varicelle légère.

Le 10 janvier, catarrhe oculaire fort avec fièvre. Le lendemain, éruption de rougeole. Pas de râles dans la poitrine; conjonctivite assez intense.

Le 11, l'éruption est à son summum; les conjonctives sont moins rouges.

Le 16, convalescence. Le 30 janvier, exeat.

Affections des voies respiratoires. — L'influence funeste des maladies des voies respiratoires, *même les plus simples*, sur le développement des complications broncho-pulmonaires de la rougeole, est depuis longtemps connue. Nous présentons dans le tableau suivant, celles de nos observations dans lesquelles une maladie thoracique à précédé de quelque temps la rougeole. Dans ces onze cas, la guérison n'a eu lieu que deux fois. De plus, nous ferons remarquer l'existence presque constante à l'autopsie (5 fois sur 6), et soupçonnée avec raison, dans trois autres cas, du tubercule, soit à l'état de granulation grise ou jaune dans le poumon, soit à l'état caséeux, dans les ganglions bronchiques.

Petit, entré à la fin de décembre 1869 pour une *grippe avec bronchite;* rougeole le 1er janvier 1870, suivie de *bron hio-pneumonie;* en février *pleurésie;* exeat 31 mars.

Pillon, entré en décembre pour une *pneumonie* gauche; rougeole le 1er janvier, suivie de *bronchio-pneumonie*, probablement tuberculeuse.

Baud, entré en janvier pour une *coqueluche;* rougeole le 18 janvier, suivie de *bronchio-pneumonie* double probablement tuberculeuse.

Legrand, entré en janvier pour une *bronchite tuberculeuse;* rougeole le 29 janvier, suivie immédiatement de *bronchio-pneumonie;* mort le 30 janvier.

Cocu, entré à la fin de mars pour une *bronchio-pneumonie;* rougeole le 19 avril, suivie de *bronchio-pneumonie*, puis de *pleurésie* purulente; mort le 17 mai.

Veillard, entré à la fin d'avril pour une *tuberculisation pulmonaire;* rougeole le 16 mai, suivie de *bronchio-pneumonie* tuberculeuse; mort le 22 mai.

Charbonnelle, entré en mai pour une *bronchite* et une *pleurésie;* rougeole le 17 mai, suivie de *bronchio-pneumonie* double tuberculeuse, de *diphthérie*, de *pleurésie;* mort le 20 mai; à l'autopsie abcès tuberculeux des ganglions bronchiques.

Parique, entré en mai pour une *bronchite chronique*, et une *pleurésie* droite; rougeole le 24 mai, suivie de *bronchio-pneumonie* tuberculeuse; mort le 28 mai; à l'autopsie tubercules dans les ganglions bronchiques.

X., entré en mai pour une *pleurésie* droite; rougeole le 24 mai, suivie de *bronchio-pneumonie* gauche; mort le 28 mai; à l'autopsie, ganglions bronchiques tuberculeux.

Dovert, entré en avril pour une *pleurésie;* rougeole le 12 mai suivie de *bronchio-pneumonie* probablement tuberculeuse.

Ponsinet, entré en mai pour une *bronchite aiguë;* rougeole le 28 mai, suivie de *bronchio-pneumonie;* guérison.

Une autre remarque encore. En omettant le cas qui s'est présenté en avril, on voit que les dix autres se partagent en deux groupes : quatre se rapportent au mois de janvier, c'est-à-dire au moment où prédominent les affections des voies respiratoires; et six au mois de mai, ayant donné cinq décès constatés. Ces deux derniers chiffres s'expliquent aussi facilement que le premier, et par l'intensité de l'épidémie printanière, et par le grand nombre des maladies thoraciques que nous avons observées chez les enfants pendant les mois d'avril et de mai.

Diarrhée cachectique. – Deux fois nous avons vu la rougeole éclater chez des enfants cachectiques et diarrhéiques; une fois la guérison tout à fait inespérée est survenue; mais malgré ce dernier cas, nous n'en sommes pas moins convaincu que la diarrhée cachectique traduit un état général mauvais, qui résiste rarement au choc d'une fièvre éruptive.

Anémie. — Nous appelons l'attention sur le fait suivant (cette observation a été citée *in extenso*, enfant Bagot); en voici le résumé. Il s'agit d'une rougeole développée chez un enfant, qui était, huit jours avant, à l'hôpital pour une anémie traumatique, causée par des épistaxis répétées, et caractérisée par la pâleur des téguments et un souffle cardio-vasculaire. Ce qui nous semble devoir être relevé dans cette observation c'est d'abord la bénignité de la rougeole et surtout la brièveté de la période d'incubation (cinq jours environ). Il semble vraiment que cet enfant se soit, pour ainsi dire, en quelques heures, sursaturé de miasmes contagieux.

Ce que nous venons de dire de l'anémie vraie, ne nous semble pas aussi exact quand il s'agit d'anémie secondaire. Ainsi on voit figurer dans le tableau que nous avons dressé des faits d'incubation longue et indéterminable, les deux enfants diarrhéiques dont il a été question au paragraphe précédent; un enfant (Saunois), qui avait une anémie cardiaque (suite d'endocardite rhumatismale), et un quatrième enfant (Nizet), entré le 21 février avec un mal de Pott cervical, qui le force à garder constamment le lit; cependant c'est seulement au bout de trois mois (21 février, 20 mai) qu'il a payé son tribut à la maladie régnante. La rougeole a été très-légère, et l'enfant, guéri de sa rougeole, est encore dans les salles pour son mal vertébral.

Affections oculaires. — Deux enfants admis dans les salles affectées aux maladies des yeux pour des kératites ont contracté la rougeole. Dans ces cas, la conjonctivité rubéolique a toujours été plus forte, mais n'a jamais amené de complication sérieuse. Le fait d'ophthalmie purulente, que nous avons observé, était indépendant d'une affection oculaire habituelle, et semble avoir été accidentel; et en tout cas l'ophthalmie fut peu grave.

Syphilis. — Nous avons rapporté l'observation de l'enfant Landereau (chapitre IV, page 16), à propos de la durée de l'incubation; rien dans l'évolution de cette rougeole ne nous a semblé devoir être attribué au virus syphilitique.

CHAPITRE V

De la période prodromique ou prééruptive.

Si nous écrivions dans un autre dessein que celui de relater des faits, et d'en extraire les enseignements qu'ils contiennent, nous pourrions nous livrer ici à une courte discussion sur le titre de ce chapitre. Cependant nous croyons devoir dire pour l'intelligence de ce que nous écrivons par la suite, que le mot de *période prodromique* nous semble défectueux, et que nous lui préférons de beaucoup la dénomination de *période prééruptive*. C'est surtout dans les excellentes leçons faites en 1868 par notre maître M. le prof. Axenfeld que nous avons puisé l'opinion qui nous guide. Le terme de prodromes appliqué aux phénomènes qui se déroulent depuis le moment où commence la fièvre jusqu'à celui où parait l'éruption cutanée, recèle une tentative d'interprétation de ces phénomènes; tout en indiquant leur antériorité, il leur assigne, en tant qu'actes morbides, une place et une importance secondaires. Or, cette interprétation ne nous semble pas devoir être conservée. Il y a de la fièvre au début d'une rougeole comme au début d'une pneumonie, mais il ne s'est pas passé 24 heures qu'il existe une lésion appréciable : dans la pneumonie, c'est la congestion pulmonaire caractérisée par le râle crépitant : dans l'affection morbilleuse, c'est l'énanthème caractérisé par la rougeur de la conjonctive, par le coryza, par la toux de la laryngite, et aussi, croyons-nous, quelquefois par de l'angine. Cette lésion, cet énanthème, c'est la rougeole ; et quand à cette rougeole interne s'ajoutera l'éruption cutanée, l'exanthème, nous pensons qu'il faut dire, non pas que la maladie se déclare, mais bien qu'elle se confirme. L'extériorité de l'exanthème, sa diffusion sur une grande surface, surtout la facile observation qu'on en peut faire, lui donnent une valeur réelle pour le diagnostic; mais souvenons-nous que le point de départ de presque toutes les complications est l'énanthème, et que c'est sur lui qu'il faut baser les éléments du pronostic. Cette notion de la véritable importance de l'énanthème donne alors un grand intérêt à l'étude de la période prééruptive, ce terme n'ayant d'autre prétention que de désigner cette phase de la maladie morbilleuse qui précède l'éruption cutanée.

On assiste rarement à l'hôpital à la période prééruptive de la rougeole, ou bien s'il s'agit des cas intérieurs, il s'ajoute quelque chose d'anormal, du fait de la maladie qui a nécessité le séjour de l'enfant dans les salles. D'autre part, les renseignements fournis par les parents sont trop incomplets. Aussi tenons-nous peu de compte des notes que nous avons recueillies sur la durée de cette période.

Un jour la fièvre apparaît chez un enfant bien portant, ou bien une exacerbation subite est constatée chez un enfant déjà fébricitant. Le pouls monte à 140, 160, rarement davantage : la température axillaire oscille entre 39° et 40°, sans jamais, du moins nous n'en avons pas d'exemple, dépasser ce dernier chiffre. La marche de cette fièvre, ses rémissions trompeuses ont été indiquées par tous les auteurs; nous n'y insisterons pas. Cependant nous citerons le fait suivant dans lequel la fièvre affecte une forme intermittente très-remarquable; pendant trois jours l'enfant convalescent d'une pleurésie droite, est pris, à 11 heures du matin, de frissons; enfin, après le 3e accès, la rougeole apparaît.

Observation. — Dovert (Joseph), 13 ans, entré le 10 avril 1870, salle Saint-Jean, n° 11 (service de M. Labric). A son entrée, il offre les signes d'un épanchement pleurétique droit, dont le début remonte au moins à 8 jours; il y a de plus de la bronchite. Après une légère amélioration, l'épanchement augmente de nouveau et occupe les trois quarts du côté droit de la poitrine (21 avril). Les jours suivants, nouvelle amélioration.

Le 9 mai. A 11 heures du matin, l'enfant a eu un fort frisson; le soir il a une fièvre forte.

Le 10. A la visite du matin, l'enfant est à peu près apyrétique : 11 heures nouveau frisson (sulfate de quinine, 0,40).

Le 11. Pour la 3e fois et à la même heure nouvel accès de fièvre. Le soir l'éruption se montre.

L'éruption se fait bien; la fièvre persiste cependant jusqu'au 20 mai. La pleurésie n'a pas augmenté, mais il y a une laryngite persistante avec aphonie.

Peu d'heures après le début de la fièvre, on peut déjà noter du larmoiement dans le brillant du globe oculaire, et peu après la rougeur de la conjonctive palpébrale; puis l'enchiffrenement, le coryza qui provoque quelquefois des éternuements et des épistaxis; en même temps une petite toux sèche indique que la laryngite morbilleuse commence.

Nous ne trouvons dans nos observations aucune particularité relative à l'ophthalmie morbilleuse.

Quant au coryza, nous l'avons rencontré avec une intensité variable. Mais quand il était violent à une époque rapprochée du début, nous l'avons toujours (sauf une fois, observation Desoit) vu coïncider avec une angine également violente. C'est dire que nous l'avons surtout constaté dans les cas de rougeole grave qui ont signalé les mois de janvier et de février. L'énanthème nasal peut-il avoir déjà les caractères du coryza couenneux quand apparaît l'éruption? Aucune de nos observations ne permet de répondre à cette question ; c'est en général du 2e au 5e jour après l'éruption que la diphthérie envahit les fosses nasales ; nous reviendrons sur cet accident.

Au coryza morbilleux se rattache l'épistaxis ; c'est un accident que nous avons rarement noté. Signalons cette petite particularité de l'observation Bagot ; l'enfant, récemment anémié par des épistaxis fréquentes, n'a pas vu cette hémorrhagie se renouveler au début de sa rougeole.

Laryngite morbilleuse. — La laryngite est, dans l'ordre des énanthèmes, le plus fréquent, le plus caractéristique et aussi un des plus graves ; cette gravité, il l'emprunte : 1° à la facilité avec laquelle l'inflammation prend le caractère diphthérique dans certaines épidémies, et en vertu de ce concours de circonstances plus ou moins appréciables qui créent le *génie épidémique ;* 2° à l'organe lui-même, dont l'inflammation même simple est toujours un accident sérieux chez les jeunes enfants.

En général cependant, la laryngite ne dépasse pas certaines limites. Huit fois dans le cours de notre observation, elle nous a paru avoir eu de très-bonne heure une intensité exceptionnelle. Dans sept cas dont quatre appartiennent à la phase hivernale de l'épidémie, la toux était férine, la voix éteinte avant ou au moment même de l'éruption ; six fois le croup a suivi de près et emporté l'enfant ; une seule fois, au mois de mai (voir l'observ. suiv.), l'enfant a survécu, mais a gardé pendant plus d'un mois une laryngite persistante, probablement ulcéreuse, avec aphonie presque complète.

Observation. — Masselin (Louise), 4 ans, entrée le 10 mai 1870, L'enfant est malade depuis 3 jours ; ophthalmie morbilleuse ; angine très-forte, la gorge est d'un rouge vif et remplie de mucosités ; laryngite très-forte avec toux férine et extinction de voix. La rougeole commence à paraître à la face.

Le 11 mai. Depuis hier congestion broncho-pulmonaire caractérisée par des râles gros et fins, dyspnée. La laryngite est très-forte, un peu de tirage. L'éruption est petite et discrète sur le corps et les membres. P. 136. R. 60.

Le 12. Bronchio-pneumonie double. Le soir, l'éruption est belle, confluente sur tout le corps. P. 132.

Le 13. Toujours beaucoup de râles, mais pas de souffle tubaire.

Le 16. La toux laryngée est toujours très-forte ; la voix encore plus faible que les jours précédents ; pas de fièvre.

Le 30. La voix est toujours éteinte, par instant elle devient criarde. (S. goudron et Tolu, h. de croton au-devant du cou).

Le 9 juin. Exeat, incomplètement guérie de la laryngite, mais très-bien guérie de la maladie de poitrine.

L'observation suivante est toute différente. Il s'agit d'un enfant en convalescence de scarlatine, qui est pris, la nuit, d'accès de suffocation violents, et qui le surlendemain a une rougeole confluente, qui évolue sans complication.

Observation. — Fraise, 4 ans, entré le 16 mai 1870, salle Saint-Jean, n° 53 (service de M. Labric), pour une scarlatine au 2e jour d'éruption avec angine simple.

Le 28 mai. Un peu de toux qui persiste jusqu'au 5 juin. Dans la nuit du 6 juin, accès de suffocation répétés, tirage ; on pense à un croup, et on donne un vomitif.

Le 7 juin. Éruption de rougeole se faisant assez bien.

Le 8. Râles muqueux assez abondants, sans fièvre.

Le 10. L'enfant continue à tousser en laryngite comme avant sa rougeole.

Ainsi laryngite forte à la période prééruptive :

8 cas sur 127. {
6 croups ultérieurs mortels,
1 guérison,
1 laryngite striduleuse guérie.

Tel est le triste résultat auquel on peut arriver dans une épidémie à l'hôpital. Heureusement, il n'en est pas ainsi dans la pratique de la ville où les enfants ne sont pas exposés comme ils le sont dans une salle d'hôpital, à contracter une maladie contagieuse, et surtout la diphthérie ; et aussi parce qu'il ne se rencontre pas tous les ans des épidémies aussi sévères que celle que nous analysons.

De ce que la laryngite morbilleuse n'est pas forte dès le début, doit-en en conclure qu'aucune complication laryngée ne surviendra ? On courrait risque de se tromper, du moins à l'hôpital ; et en parlant des complications et des accidents post-rubéoliques, nous citerons des cas où la laryngite la plus simple est devenue l'occasion soit d'un croup, soit d'une laryngite.

Bronchite morbilleuse. — De même que l'énanthème

laryngé, l'énanthème bronchique varie beaucoup de fréquence et d'intensité, suivant l'épidémie, suivant la saison, et aussi suivant l'existence antérieure ou l'absence de toute lésion broncho-pulmonaire.

Voici les chiffres auxquels nous sommes arrivé par l'analyse de nos observations, qui relatent l'état des bronches avant ou dès le 1er jour de l'éruption :

Janvier, sans bronchite	4	bronch. moy.,	9	bronch. forte,	7	cas.
Février, —	1	—	5	—	3	—
Mars, —	3	—	3	—	2	—
Avril, —	2	—	3	—	5	—
Mai, —	3	—	5	—	7	—
Juin, —	2	—	3	—	2	—

Quelque incomplet que soit ce tableau, on voit cependant que la bronchite morbilleuse a prédominé dans les mois de janvier, de février et de mai, c'est-à-dire dans les mois ou l'épidémie a été grave.

Nous n'insisterons pas sur la bronchite. Ses caractères sont connus; et nos observations n'ajouteraient rien à ce qui en est dit et bien dit partout; cependant nous citons un fait, où l'énanthème bronchique a atteint une violence exceptionnelle; il nous semble fort intéressant au point de vue du diagnostic.

Observation. — Baumann, Henri, 2 ans, entré le 1er mars. Cet enfant est malade depuis un mois environ; il a une conjonctivite double, avec blépharite ciliaire. Il n'a jamais eu la rougeole; il est plus malade depuis 3 jours; on constate à l'entrée : une conjonctivite double avec blépharite, un peu de coryza, une angine tonsillaire assez forte, les amygdales sont grosses et rouges; une bronchio-pneumonie unilatérale droite (râles muqueux fins; pas de souffle). Traitement : Ipéca, julep kermétisé.

3 mars. Légère éruption de rougeole, un peu mieux caractérisée le lendemain. A la base du poumon droit, râles crépitants, expiration soufflante; dans tous le côté gauche des râles muqueux.

5 mars. Mort.

Angine. — C'est de toutes les localisations morbilleuses internes, celle sur laquelle, en commençant ce travail, nous désirions le plus insister, parceque, l'ayant rencontrée presque constamment, l'angine morbilleuse nous semblait être le *caractère le plus saillant* de cette épidémie. Quand nous nous étions reporté aux auteurs les plus autorisés, nous avions à peine trouvé la mention de l'angine dans la rougeole. Que disent, par exemple, Blache et Guersant, dans le Dictionnaire en 30 volumes : « Le pharynx et le voile du palais offrent » des rougeurs, et le malade éprouve à la gorge une sensation de » sécheresse et d'aspérité. » (Page 660). « La *congestion du pharynx* » se transforme rarement en inflammation. » (Page 665). et MM. Rilliet et Barthez : « Le pharynx participe *à la fluxion* qui se fait sur » les muqueuses voisines. Le plus souvent il prend une couleur » rouge assez vive, qui s'étend sur le voile du palais, les piliers et » les amygdales. » Ainsi, ces auteurs ne semblent avoir vu dans la rougeur du pharynx, qu'une congestion et une fluxion, et aucun ne lui a explicitement assigné une place pathologique.

Après la lecture du chapitre que M. le professeur Lasègue consacre dans le Traité des angines, à l'angine morbilleuse, aucune hésitation, aucun doute ne nous semblent permis ; et nous admettons pleinement cette opinion, à savoir : que la rougeur du pharynx dans la rougeole comme dans la scarlatine, est une angine éruptive. La lecture de ce chapitre a eu pour résultat de nous faire supprimer dans ce travail, la plupart des développements que nous voulions consacrer à cette angine.

Au moment où apparait l'éruption, et nombre de fois avant elle, (du moins dans l'épidémie que nous avons observée), nous avons vu :

Une rougeur quelquefois vive, s'étendant à tout le pharynx ; rougeur moins foncée que celle de l'angine scarlatineuse ;

Les amygdales, sans atteindre la tuméfaction qu'elles ont dans certaines angines, sont quelquefois augmentées de volume. Deux fois, des exsudats blanchâtres et crêmeux apparaissaient à leur surface ;

La luette, les piliers du voile du palais, la face buccale de celui-ci, si l'angine était intense, présentaient un piqueté rouge vif. Cette éruption, que tous les auteurs signalent, prendrait aux yeux de M. Girard, (de Marseille), une valeur diagnostique, qu'il ne nous a pas été donné de vérifier par l'examen de nos malades. Ce piqueté rouge est une véritable éruption morbilleuse, une rougeole du voile du palais; et c'est encore au Traité des angines qu'il faut arriver, pour avoir la description et surtout la véritable signification de cet acte morbide.

Dans la plupart des cas, cette angine modérée, bien moins grave que l'angine de la scarlatine, s'éteint sur place le 3e ou le 4e jour de l'éruption ; mais aussi quelquefois plus intense dès le début de la maladie, ou bien s'exagérant pendant la période éruptive, elle s'accompagne d'une hypersécrétion abondante, d'une desquamation épithéliale incessante, et quand on examine la gorge, elle apparaît derrière un voile de mucosités puriformes. Enfin, et c'est ce que nous avons pu observer dans une dizaine de cas, loin de diminuer, la rougeur pharyngée prend une teinte violette, pourpre : la muqueuse est luisante, vernissée; des plaques blanches, un peu molles, s'étalent à sa surface. L'angiue pseudo-membraneuse ou diphthéroïde est constituée.

Observation. — Beurier, Jules, 2 ans 1/2, entré le 18 janvier. Cet enfant est couvert de marbrures de rougeole; on n'a pas d'autre renseignement. La toux extrêmement fréquente, éclatante, rappelle le chant du coq; mais elle n'est pas quinteuse. La voix est un peu cassée. Le pharynx est d'une rougeur violacée intense; les amygdales sont grosses; sur la droite existe un point blanc pseudo-membraneux; à gauche de gros râles muqueux. Il y a beaucoup de diarrhée. P. 112.

Cet état persiste jusqu'au 22 janvier.

Le 22 janvier, cette nuit dernière, accès de suffocation; la toux est laryngée, croupale, la gorge toujours d'un rouge vineux, avec diphthérie sur l'amygdale droite. P. 128.

Le 24 (soir), toute la journée la respiration a été difficile; et il y a un peu de tirage; la voix est éteinte; cependant le larynx n'est pas très-obstrué, puisque l'enfant peut souffler une chandelle, placée devant lui. L'angine est toujours aussi forte. P. 128 (vomitif).

Le 25, toute la nuit accès de suffocation; à 9 heures du matin on pratique la trachéotomie. L'enfant qui asphyxiait, est peu soulagé par l'opération; il ne rend pas de fausses-membranes. P. 144. Soir P. 160. R. 68. Dans la poitrine à peine quelques râles, et point de souffle pneumonique.

Le 26, nuit très-mauvaise; P. ne peut être compté; asphyxie; quand l'enfant tousse, il s'échappe de la canule un liquide puriforme, la gorge est remplie de mucosités épaisses et de diphthérie; P. 200. Mort, 27 janvier.

Autopsie. — Le pharynx, les amygdales, le larynx sont tapissés de fausses membranes molles, peu adhérentes. Au dessous la muqueuse est rouge; les fausses membranes se prolongent dans la trachée, et dans les ramifications bronchiques sous forme granulée. Les petites bronches dilatées, sont remplies de muco-pus. Dans les poumons il y a à peine trois ou quatre petits noyaux de pneumonie lobulaire (coté gauche); point de granulations tuberculeuses ni dans les poumons, ni dans les ganglions bronchiques. Adhérence presque complète des deux poumons à la paroi thoracique par suite de double pleurésie ancienne. Deux ulcérations canulaires commençantes; au devant de la trachée, à l'angle inférieur de la plaie, commencement d'infiltration purulente.

Cette observation est un exemple très-remarquable de diphthérie maligne consécutive à la rougeole. L'enfant n'a présenté aucun signe de pneumonie, ni de tuberculisation; l'autopsie est nette à cet égard. A quoi peut-on attribuer la mort, si ce n'est à l'infection diphthérique, dont nous trouvons l'empreinte dans le larynx et dans la gorge.

En résumé, on trouve souvent dans la rougeole, une angine, et celle-ci est pour nous, un énanthème morbilleux. Que cet énanthème soit dans la très-grande majorité des cas, moins intense que ne l'est l'énanthème pharyngé scarlatineux; d'accord. — Que par le fait de sa position dans une cavité relativement spacieuse et largement ouverte, l'angine soit d'un danger moindre que la laryngo-bronchite rubéolique; je l'admets volontiers. — Qu'il manque même dans bon nombre de cas, je le crois (et ne voit-on pas aussi des rougeoles sans laryngite et sans bronchite ?). — Mais qu'on assigne à l'angine sa véritable place pathologique et qu'on se souvienne que dans certaines épidémies, telles que la nôtre, et dans un milieu tel que l'hôpital, cette angine peut devenir aussi grave que l'angine scarlatineuse elle-même. Pour donner une idée de cette fréquence et de cette gravité dans l'épidémie que nous analysons, sur nos 127 malades : 21 ont eu de la diphthérie; pour 17 d'entre eux nous possédons des détails suffisants, sur ces dix-sept cas :

8 ont eu le croup seulement,
9 la laryngo-pharyngite diphthérique.

Outre l'observation citée ci-dessus, on en trouvera d'autres exemples dans les observations Gusse, Vonholensée, Griselle, Chambrand, etc.

Stomatite. — Nous croyons qu'on peut observer dans certains cas de rougeole une stomatite morbilleuse. Et pourquoi en serait-il autrement : il n'est pas besoin d'avoir vu beaucoup de varioles pour avoir constaté une véritable stomatite pustuleuse variolique, en même temps quelquefois, que des pustules de la conjonctive, du voile du palais, du pharynx et aussi du larynx; dans la scarlatine, ne voit-on pas une stomatite et une glossite, tellement intenses, qu'elles sont devenues un des meilleurs signes de cette fièvre?

MM. Rilliet et Barthez donnent la description de la glossite rubéolique : « Le pourtour et la pointe de la langue sont d'un rouge rosé » assez vif; sa face dorsale et sa base sont souvent couvertes d'un

» enduit blanc. La langue revient à l'état normal pendant la décrois- » sance de l'éruption; *très-rarement elle reste naturelle pendant toute » sa durée*; très-rarement il s'y développe des aphthes, ou bien elle » devient grosse et volumineuse comme si l'inflammation environ- » nante s'y propageait. »

Nous citons deux observations recueillies coup sur coup (et nous pensons que plusieurs nous ont échappé), dans lesquelles il y a de plus des plaques desquamées très-nettes sur la langue et sur la face interne des lèvres. Ce sont pour nous des exemples, très-précis, de rougeole de la bouche.

Observation. — Raffard (Virginie), 8 ans 1/2, entrée le 4 juin 1870. Elle entre étant au premier jour d'une éruption de rougeole, tellement boutonneuse que l'enfant a été d'abord admise pour une varioloïde, à la consultation.

Le 6 juin, éruption maculeuse encore très-visible à la face, sur les membres et le tronc; les conjonctives sont très-rouges, les narines sont croûteuses, et à la face, il y a une desquamation furfuracée abondante; rien dans la poitrine. La langue est blanche sur son dos, mais les bords sont d'un rose vif, moindre qu'après la scarlatine; sur le milieu, il existe trois petites surfaces, à contours irréguliers, desquamées, et qui par leur coloration rouge tranchent sur l'enduit blanc de la langue. Grande rougeur du pharynx et des amygdales, rien au voile du palais, pas de fausse membrane.

Le 11 plus de stomatite ni d'angine. Exeat le 17 juin.

Observation. — Boyer (Marie), 9 ans, entrée le 11 juin. Éruption rubéolique au 1er jour, confluente à la face, papuleuse sur le front, la région sous-maxillaire; papuleuse et discrète sur le tronc et les membres. La langue est un peu rouge; la voûte palatine présente un fin pointillé rouge. A la face interne de la lèvre inférieure il existe deux taches à bords diffus, très-rouges; vue obliquement, leur surface est finement tomenteuse, et dépouillée de la couche épithéliale superficielle. Angine forte sans gonflement des amygdales; conjonctivite, coryza également intense. Peu de bronchite.

Le 13, l'éruption des lèvres a disparu; celle du voile du palais est encore visible.

L'enfant est encore dans la salle.

Des faits aussi nets que ceux-ci sont, croyons-nous, peu fréquents; plus souvent l'action du virus rubéolique se borne à produire une certaine rougeur, une fluxion de la bouche; mais ce n'est pas moins encore, pensons-nous, une lésion spécifique, morbilleuse, capable de provoquer ultérieurement le développement de ces stomatites intenses, avec ulcérations couvertes de fausses membranes, que nous avons observées trois fois, et dont deux exemples ont déjà été rapportés.

Diarrhée, Vomissements. — Deux phénomènes assez fréquents de la période prééruptive décèlent un état morbide de l'appareil gastro-intestinal, la diarrhée et les vomissements. Pour la diarrhée, tous les pathologistes sont d'accord, et MM. Rilliet et Barthez résument l'opinion générale, quand ils disent : « la diarrhée, » dont nous avons déjà noté l'existence fugitive pendant les prodro- » mes, se montre assez fréquemment pendant l'éruption. Cette » diarrhée, jointe à la douleur abdominale, est le symptôme de la » fluxion qui se fait sur la muqueuse digestive ». — « Le dévoie- » ment rubéolique est assez fréquent à toutes les époques de l'en- » fance ; mais il l'est beaucoup plus avant l'âge de 5 ans. »

De même que tout le monde admet la laryngo-bronchite et le coryza rubéolique, de même qu'avec M. Lasègue, nous croyons à l'angine et aussi à la stomatite ; de même cette diarrhée révèle une entérite spécifique morbilleuse. Que cette rougeole intestinale soit légère, qu'elle puisse même manquer, c'est une chose certaine, mais dont il faut tenir compte, quand on la voit se présenter aussi fréquemment que nous l'avons observée dans le mois de janvier (voir plus haut), et surtout par ce qu'elle peut devenir le point de départ d'une entéro-colite grave : MM. Rilliet et Barthez en citent un cas, suivi de mort ; nous avons vu la diarrhée persister pendant plus d'un mois, et même devenir sanglante.

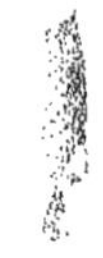

De même que pour la diarrhée, c'est encore dans le mois de janvier et au commencement de février que nous avons signalé la fréquence des vomissements. Bien loin de nous l'hypothèse que tous les vomissements qui se montrent au début de la rougeole sont des indices d'une gastrite spécifique ; et nous avons donné un exemple dans l'observation Larouge, où les vomissements nous ont semblé sous l'influence d'une maladie des reins, d'origine scarlatineuse. Mais sans pouvoir en donner la preuve péremptoire, il ne nous répugne pas de croire que l'estomac, tout aussi bien que l'intestin, peut dans quelques cas, et dans certaines épidémies, être aussi impressionné par le virus rubéolique.

Ici se termine ce que nous voulions dire de l'énanthème de la rougeole ; maladie générale, elle peut se localiser sur des systêmes variés ; le systême muqueux des voies aériennes est sans contredit, de beaucoup le plus souvent affecté ; ses lésions sont la règle, mais il nous semble qu'on a peut-être un peu trop négligé le systême muqueux digestif, qui dans certaines épidémies, peut jouer sur la scène pathologique un rôle considérable.

CHAPITRE VI

De l'exanthème morbilleux.

Nous n'avons, en aucune façon, l'intention de décrire ici toutes les particularités de l'exanthème morbilleux. Les caractères en ont été en général exposés avec une abondance de détails, qui, du reste, est encore bien loin d'atteindre la variété qu'on y peut observer.

L'éruption apparaît le 3e, 4e, ou 5e jour de la maladie, quelquefois plus tard. C'est d'abord à la face ; le lendemain, elle s'y est étalée, et commence à se montrer sur le tronc et sur les membres ; et de plus, comme si l'effort éruptif allait en s'épuisant, elle est moins abondante sur le tronc en général. Une fois cependant nous avons vu la rougeole, confluente sur le tronc, n'apparaître que le lendemain à la face, et y rester modérée. Voici cette observation :

Observation. — Brun, 2 ans, entré le 4 janvier 1870. L'enfant ne serait malade que depuis 2 jours. Il présente une éruption de rougeole boutonneuse confluente sur le tronc, et rare à la face ; il tousse un peu ; point de diarrhée.

Le 6 janvier. La rougeole est aujourd'hui plus marquée à la face que les jours précédents ; la poitrine est pleine de râles ; au sommet du poumon droit et à la base du poumon gauche, il y a un peu de souffle. P. 132. T. 39.

Le 7, la toux est quinteuse avec un peu de sifflement : coqueluche commençante.

Le 9, l'éruption pâlit ; la coqueluche se confirme.

L'enfant est resté dans le service jusqu'au 2 février, avec une coqueluche grave.

La lésion cutanée morbilleuse a été distinguée en maculeuse et boutonneuse. — C'est là *d'après ce que nous avons vu*, un caractère qui nous semble de peu de valeur. Combien de fois, en effet, avons-nous vu, dans l'épidémie que nous décrivons, une éruption de la face, datant du jour même, saillante, papuleuse, au point qu'on pouvait la prendre pour une éruption variolique [1] commençante, qui le lendemain s'était étalée, et avait les caractères de la rougeole maculeuse la plus franche. Or, à ce moment, si on découvrait l'enfant, on lui trouvait sur le tronc une éruption plus récente et boutonneuse, qui, à son tour, s'affaissait sous forme de taches absolument plates. Ajoutons que pour que cet affaissement des papules soit complet, il faut que celles-ci ne soient pas très-rapprochées les unes des autres; aussi n'est-il pas rare qu'elles persistent à la face en particulier et que la peau de cette région présente au 2e ou au 3e jour de l'éruption, un épaississement appréciable, et des inégalités qui répondent aux sommets des papules.

L'éruption morbilleuse a encore été distinguée en : discrète et confluente. La rougeole discrète est en général bénigne. A l'hôpital et dans l'épidémie qui nous occupe, le nombre des rougeoles confluentes que nous analysons, ne diffère à peine que de quelques chiffres du nombre des rougeoles discrètes. Mais cela tient évidemment à ce qu'on amène à l'hôpital les enfants les plus malades.

Voici, pour l'intensité de l'éruption, le tableau que nous avons pu dresser :

Janvier.. .	4 roug. disc.	11 moy.	10 confl.	7 indét.
Février.. .	7 —	8 —	6 —	10 —
Mars. . . .	6 —	2 —	3 —	4 —
Avril. . . .	1 —	4 —	7 —	5 —
Mai.. . . .	6 —	7 —	7 —	6 —
Juin. . . .	2 —	3 —	2 —	» —
	26	35	35	32

En dehors même des cas, où la rougeole se développant chez des enfants maladifs reste bâtarde, il est des faits de rougeole très-graves (et l'épidémie nous en a fait voir au moins 4), dans lesquels l'éruption reste peu abondante. Ce sont ceux où, avant et pendant l'éruption, existent des accidents graves du côté des organes internes ; c'est une pneumonie chez l'enfant Baumann ; une violente congestion pulmonaire chez l'enfant Baud; un coryza et une angine pharyngo-laryngée couenneuse chez les enfants Alloiteau et Morel. Là, l'érup-

1. A quelque temps de l'époque à laquelle nous écrivions ce mémoire, et pendant notre internat à la Maison de santé, un de nos collègues nous pria de voir une petite fille, qui portait à la face une éruption boutonneuse. Nous crûmes y reconnaître une rougeole boutonneuse : il s'agissait d'une variole anomale, qui emporta l'enfant en trois jours. Nous avons cité plus haut un fait (observation Raffart), où la même erreur a été faite.

tion ne fait que refléter le mauvais état d'un organisme en proie déjà à une lésion profonde.

La rougeole confluente est presque toujours grave, surtout à l'hôpital. (Sur les 36 cas de rougeole confluente du tableau ci-dessus, 11 seulement ont guéri, c'est-à-dire moins d'un tiers). Mais cette question se rattache et à la marche générale de l'épidémie et à l'étude des complications.

La durée de l'éruption, sa décroissance, les marbrures qui succèdent aux macules ne nous arrêteront pas. Cependant, nous ferons encore cette remarque : la desquamation, qui suit l'éruption, nous a semblé beaucoup plus fréquente dans les derniers temps, alors que la température plus élevée doit provoquer une sécrétion sudorale plus abondante.

Ainsi le 2ᵉ jour de l'éruption, et au plus tard le 3ᵉ, s'il n'y a pas de complication, le processus éruptif est à son terme, la fièvre tombe, la convalescence commence. Dès ce moment, l'enfant est, en général, préservé d'une seconde atteinte de rougeole. Mais cette immunité est loin d'être parfaite ; et la rougeole est, de toutes les fièvres éruptives, celle qui récidive le plus souvent. Nous en citons deux exemples recueillis pendant l'épidémie ; ils nous semblent intéressants, surtout par le court espace de temps qui a séparé chacune d'elles. Dans l'une, la première rougeole est constatée le 19 mars ; le 8 mai (6 semaines environ après), on constate les premiers phénomènes de la récidive. Dans la seconde, l'enfant, entré le 24 mars au 2ᵉ jour d'une éruption rubéolique, en guérit, et revient avec une seconde rougeole le 28 avril, c'est-à-dire un mois après.

Observation. — Pierron (Hubert), 3 ans et demi, entré le 19 mars 1870, salle Saint-Jean, nº 51 (service de M. Labric). Il porte une éruption de rougeole apparue ce matin ; elle est simple, avec catarrhe bronchique modéré.

Le 9 avril. Ulcération des gencives, chute des deux incisives.

Le 8 mai. Mouvement fébrile fort.

Le 10. La fièvre persiste. Le soir apparaît une éruption de rougeole très-nette avec rougeur des conjonctives.

Le 12. L'éruption est convenablement sortie ; il n'y a aucun doute sur sa nature ; râles nombreux dans la poitrine.

Le 14. Moins de fièvre, cependant il existe encore des râles fins à gauche.

Le 22. Apparaît une éruption pemphigoïde sur les membres.

Observation. — Vattan (Amélie), 5 ans, entrée salle Sainte-Geneviève, pour une rougeole simple avec peu de catarrhe ; deux jours après la convalescence commence ; sort le 7 avril. Rentrée le 28 avril (salle Sainte-Geneviève, n° 16), elle est malade de la veille, tousse beaucoup (toux laryngée) ; on note du coryza, de la rougeur des yeux, une angine modérée, et sur la peau une éruption de macules petites, mais très-nombreuses ; à la face, les caractères sont bien ceux de la rougeole. P. 152.

Le 30 avril. L'éruption a disparu, mais il reste de la laryngite.

Le 2 mai (soir). P. 160. R. 64. T. 40, 8.

Le 3. La toux est très-fréquente, la respiration haute, la face animée, les joues très-rouges ; à la base gauche de la poitrine, on constate de la matité ; un souffle tubaire aux deux temps de la respiration et des râles fins ; sous la clavicule gauche, il se produit un bruit skodique très-fort. (Pot. nitre et extrait de digitale.)

Le 5. Le souffle diminue ; la pleuro-pneumonie se résout.

Le 7. La respiration se fait à peu près bien, et le 12, il ne reste plus que quelques râles sibilants et muqueux.

Le 16 mai. Exeat, convalescente.

CHAPITRE VII

Des cas de fièvres éruptives composées. — De l'influence de la rougeole sur les autres fièvres éruptives qui l'accompagnent ou qui la suivent.

Dans un chapitre précédent, nous nous sommes efforcé de rechercher le rôle de la scarlatine et de la variole, dans la marche de l'affection morbilleuse, et dans le développement de ses complications. Actuellement nous allons : 1° passer en revue un certain nombre de cas, où ces différentes fièvres éruptives se sont montrées simultanément ; 2° citer des faits dans lesquels la rougeole a précédé la scarlatine ou la varioloïde, et rechercher s'il est possible de distinguer l'influence de la maladie rubéolique, dans la marche de ces dernières.

Les faits d'éruption double et triple sont certainement rares ; mais, par cela même, ils ont toujours dû exciter vivement l'attention des observateurs ; aussi, n'est-ce pas sans un certain étonnement que nous voyons Trousseau les nier absolument. A priori, l'existence simultanée de deux épidémies de fièvres éruptives en fait concevoir la possibilité : des observations assez nombreuses l'établissent; ajoutons aussi, que ces monstres pathologiques sont le plus souvent, des produits nosocomiaux.

Dans l'observation suivante, la scarlatine et la rougeole ont existé en même temps.

Observation. — Dubois, Alexandre, 2 ans, entré le 27 janvier 1870, pour une éruption herpétique de la face, avec eczéma de l'oreille; sur le corps, on note quelques taches herpétiques. La commissure interne de l'œil est un peu rouge; rien de particulier dans la bouche, les gencives et la gorge.

Le 3 février, chaleur forte et fièvre. P. 152; râles ronflants et muqueux dans toute la poitrine; pas d'angine.

Le 7, les signes de la bronchite persistent, il y a de plus de la rougeur du pharynx et des amygdales, mais pas d'éruption à la voûte palatine.

Le 8, éruption de scarlatine très-fine sur le le tronc, les aines, et aux aisselles; angine scarlatineuse type, caractérisée par la rougeur violacée de la muqueuse. P. 152. T. 38.

Le 9, l'éruption s'est généralisée, elle est d'un rose uniforme; en même temps, il y a une forte angine, mais pas de fausses membranes.

Le 12, exacerbation fébrile considérable. Une éruption rubéolique finement papuleuse sur le dos, mais maculeuse et très-abondante à la face, apparait. P 172. T. 40,5.

Le 13, les lèvres, les narines sont sèches et croûteuses; les conjonctives sont très-rouges; sur le fond rose uniformément répandu, on voit très-nettement des macules d'un rouge très-vif; dyspnée, toux très-fréquente. L'angine ne s'est pas compliquée de diphthérie. Le pouls ne peut être compté.

Le 14, P. 192. T. 40,2. R. 52. L'éruption mixte persiste avec les caractères ci-dessus. Les lèvres sont couvertes de croûtes; la gorge s'est couverte de plaques diphthériques; la voix est éteinte; la dyspnée est considérable. Le bruit respiratoire très-faible laisse entendre quelques râles fins. L'enfant meurt dans la soirée.

Autopsie : pneumonie lobulaire hémorrhagique disséminée par groupes de lobules dans les deux poumons. Au dessous de la plèvre, un abondant piqueté rouge d'hémorrhagies sous-pleurales; en un point du lobe supérieur gauche, un noyau tuberculeux jaune, environné de nombreuses granulations grises. Deux ganglions bronchiques sont tuberculeux. Dans le pharynx, il existe des fausses membranes, qui s'étendent jusqu'à l'entrée de l'œsophage; dans le larynx, il y a des plaques grises, molles, peu étendues; le rebord gauche de l'épiglotte, rouge et boursoufflé, forme un bourrelet qui ferme presque complètement la glotte.

Dans ce fait, chaque maladie prise séparément, est anomale. D'abord c'est une bronchite qui commence, et dure quatre jours; on croit assister au début d'une rougeole; mais point; l'angine franchement scarlatineuse apparait, et le lendemain, il y a une éruption de scarlatine. Cependant la bronchite et la fièvre persistent : enfin, 9 jours après le début de la maladie, 4 jours après l'éruption scarlatineuse, se montre la rougeole ; de telle sorte que si dans les premiers jours on a eu une scarlatine avec bronchite, on a actuellement une rougeole avec une angine scarlatineuse. Du reste, la rougeole reste distincte; elle commence à la face, elle est boutonneuse sur le tronc ; mais la température s'élève (40,5), le pouls s'accélère (192); une bronchio-pneumonie et une angine diphthérique pharyngo-laryngée enlèvent l'enfant; et il est bien difficile de dire si l'enfant a succombé plutôt à la rougeole qu'à la scarlatine.

Dans l'observation suivante, les deux éruptions coïncident encore; le résultat assez inespéré est favorable.

Observation. — Cotin, Constance, 3 ans, entrée le 17 février. Elle est malade depuis 4 jours. Vaccinée dernièrement (15 jours), elle porte une pustule vaccinale en voie de dessication au bras droit.

18 février. Les yeux sont larmoyants, les conjonctives rouges : l'enfant tousse et a la langue sale; le pharynx est le siége d'une angine forte; sur la face palatine, il y a des pustulettes de varioloïde. Autour de la pustule vaccinale existe une auréole de pustules varioliques. Sur la face et sur le corps, l'éruption variolique est discrète, mais dans l'intervalle des pustules existent des taches rouges, qui sont très-nettement rubéoliques.

Le 20, fièvre : P. 136. Cette persistance de la fièvre s'explique par l'existence d'une bronchio-pneumonie droite (souffle tubaire).

Le 21, les pustules varioliques suppurent; sur les cuisses et sur les jambes, entre les pustules, existent des taches violacées, des marbrures presque confluentes. Soir, P. 128.

Le 22, Les pustules commencent à se dessécher à la face. Les marbrures persistent. P. 116.

Le 24, dessication à peu près complète, les marbrures rubéoliques sont encore très-nettes. Exeat, le 17 mars.

Sans doute, c'est à la vaccination récente que l'enfant doit d'avoir eu une variole ou varioloïde aussi bénigne. Quoi qu'il en soit, à son entrée, il portait deux éruptions bien distinctes; dans la bouche et la gorge, il a une éruption pustuleuse, qui reste simple. (Cette angine se complique bien plus rarement de diphthérie que l'angine scarlatineuse). Dans la poitrine, au contraire, où la rougeole semble avoir plus particulièrement porté son action, il se déclare une pneumonie, (souffle à la base droite); cependant l'enfant guérit.

Nous possédons un second cas de varioloïde coïncidant avec une rougeole. Cette observation plusieurs fois déjà mentionnée est rapportée page 21. Elle est très-complexe. On y voit un enfant en convalescence de scarlatine qui contracte une rougeole, celle-ci est des plus graves; cependant ce petit malheureux, la veille de sa mort, peut encore pousser quelques pustules de varioloïde qui ne tardent pas à devenir hémorrhagiques.

La quatrième observation est le cas le plus complexe et le plus concluant en faveur de la coexistence possible des fièvres éruptives : scarlatine, varioloïde, rougeole paraissent presque en même temps.

Observation. — Chambrand (Louise), 7 ans. Elle est admise pour une hypertrophie de la rate et une cachexie paludéenne. Soumise à l'usage du sulfate de quinine, l'enfant allait beaucoup mieux lorsque le 29 avril apparaît une éruption de varioloïde très-discrète.

Le 30. Les conjonctives sont un peu rouges; hier l'enfant a vomi toute la journée; sur les bras, les cuisses existe une seconde éruption de tâches roses très-abondantes, fines, presque confluentes. P. 124.

Le 2 mai. Les pustules de varioloïde sont desséchées; la scarlatine est très-belle sur les cuisses et les avant-bras; le pharynx, la langue sont d'un rouge foncé. P. 156, T. 40,8. Le soir l'éruption scarlatineuse couvre tout le tronc et les membres. Il y a quelques râles dans la poitrine, et une toux laryngée très-fréquente; les conjonctives sont toujours très-rouges.

Le 3. P. 180, R. 52, T. 40,6. L'éruption scarlatineuse est générale, mais surtout autour des genoux il existe des plaques d'un rouge plus foncé; sur les cuisses, ces plaques sont plus petites et plus circonscrites; dans le dos, il y a une éruption boutonneuse abondante; le cou, la face sont couverts de tâches franchement rubéoliques. Aux caractères mixtes de l'éruption se joignent la rougeur des yeux, le coryza; des râles bronchiques, d'une part; une angine très-caractéristique, de la rougeur des bords de la langue, d'autre part. Les pustules de varioloïde, qui ne sont pas desséchées, sont noires. (Potion : acide phénique, eau rougie).

Le 4. P. très-petit. 148, T. 40. L'éruption qui couvre tout le corps a une teinte vineuse, marbrée. Elle consiste en une foule de petites tâches rouges foncées semées sur un fond rose pâle. Angine très-forte sans diphthérie, mais la voix est cassée et la toux rauque. Râles muqueux dans toute la poitrine. Soir. P. 160, R. 56, T. 40,2.

Le 6. L'éruption prend le caractère hémorrhagique; le coryza est intense, les narines se couvrent de croutes au-dessous desquelles on découvre de la fausse-membrane.

Le 7. L'éruption s'éteint un peu; aux points d'élection (aînes, aisselles), on trouve encore la scarlatine; sur les membres, au contraire, l'éruption est franchement rubéolique (marbrures). Dans la soirée, la gorge se couvre de fausses-membranes; la voix est éteinte complétement, l'asphyxie commence.

8 mai. P. 208, T. 40,2. Mort dans la journée.

Autopsie. — Le cadavre est littéralement violet. Dans les poumons, on trouve une bronchio-pneumonie double; tout le lobe inférieur gauche en particulier est hépatisé. Au lobe inférieur droit il y a de la pneumonie lobulaire marginale. Çà et là de nombreux lobules pneumoniés. Un ganglion bronchique est crétacé, et il existe une petite masse crétacée au milieu d'une cicatrice froncée en un point du poumon droit. Les plaques de Peyer sont normales. Le larynx, le pharynx et la trachée sont tapissés de fausses membranes molles. Audessous de la plèvre pulmonaire, on trouve surtout aux bases, dans les scissures interlobaires et au bord postérieur de chaque poumon, un piqueté hémorrhagique très-riche.

Nous n'ajouterons rien à cette observation déjà très-longue, et que nous avons fait nos efforts pour reproduire aussi complète que possible.

Dans les observations qui suivent, c'est la rougeole qui ouvre la scène et qui précède d'un temps toujours court la scarlatine ou la varioloïde.

Observation. — Maral, 3 ans et demi, entré le 21 janvier, salle Saint-Jean, n° 27 (service de M. Labric). Malade depuis 5 jours, il porte depuis 2 jours une éruption de rougeole confluente avec catarrhe bronchique moyen; il n'y a pas d'angine.

Le 22 janvier, l'éruption a presque disparu.

Le 24 soir, fièvre très-forte avec éruption généralisée, rougeur des joues, pointillé gros et fin par plaques sur le ventre et les avant-bras; il y a très-peu d'angine.

Le 25, l'éruption persiste très-nette.

Dans le courant de février, les membres sont le siége d'une desquamation furfuracée abondante. Exeat, 28 mai.

Ainsi, à deux jours d'intervalle, un enfant chez lequel est à peine éteinte une rougeole, a une scarlatine bénigne et sans angine.

Dans l'observation suivante, le résultat n'a pas été moins favorable.

Observation.— Tadier (Elise), 3 ans, le 22 mars. Elle est au second jour d'éruption de rougeole ; confluente dans le dos, l'éruption est de moyenne intensité à la face et sur la poitrine ; nombreux râles très-fins aux deux bases. P. 152. Les jours suivants la bronchio-pneumonie morbilleuse diminue, et le 2 avril l'enfant entre en convalescence.

Le 10 avril. Les deux yeux sont très-rouges ; un peu de muco-pus se montre à l'angle interne de l'œil ; les lèvres sont grosses et saignantes.

Le 11. Conjonctivite forte, gonflement des paupières, coryza ; les lèvres exulcérées recouvertes de fausses membranes pultacées ; stomatite, haleine fétide.

Le 12. Éruption de scarlatine sur le ventre, la poitrine et le dos. Angine forte sans diphthérie.

Le 13. Scarlatine non douteuse ; les yeux sont mieux ; il s'en écoule non plus du pus, mais un liquide muqueux clair ; les lèvres sont dégonflées.

Le 15. Amélioration considérable du coryza, de la stomatite, de la conjonctivité.

Le 23. La desquamation commence. Exeat, guérie (27 avril).

Il y a, ce nous semble, un point très-intéressant à relever dans ce fait : une scarlatine commence une dizaine de jours après une rougeole, et l'éruption est précédée d'une conjonctivite intense et d'un coryza violent. Nous croyons que c'est à la rougeole, qui a précédé, que la scarlatine doit de s'être accompagnée de ces inflammations anomales. Nous avons insisté plus haut sur le rôle possible de la scarlatine dans l'évolution de la rougeole ; ne peut-on pas voir là le résultat inverse d'une rougeole modifiant les symptômes d'une scarlatine ?

Nous possédons encore trois observations d'enfants ayant eu dans un temps très-rapproché, d'abord une rougeole et ensuite une varioloïde ou une varicelle.

Observation. — Cocu, Angèle, 5 ans, entrée le 24 mars. A ce moment, l'enfant était atteinte d'une bronchio-pneumonie double, avec phénomènes cérébraux, (délire, agitation, ataxie) ; deux jours après l'enfant était mieux, et entrait en convalescence dans les premiers jours d'avril.

Le 19 avril, apparaît une rougeole forte avec coryza, ophthalmie, mais peu de bronchite. L'éruption se fait bien, et le 23 avril on ne constatait plus que quelques râles muqueux et un peu de laryngite.

Le 5 mai, après un jour de fièvre se montre une éruption de varicelle discrète. Le 7, la dessication commence.

Le 8, apparaissent tous les signes d'un épanchement pleurétique à la partie inférieure du côté gauche de la poitrine.

Le 10, le souffle pleurétique diminuant, on perçoit des râles muqueux fins à la base du poumon gauche, (pleuro-pneumonie). (Potion avec extrait de digitale ; badigeonnages iodés.

Les jours suivants, la pleuro-pneumonie augmente et l'enfant succombe. (17 mai).

Autopsie : 1° Il existe une bronchio-pneumonie presque lobaire de la base du poumon gauche ; 2° Presque toute la capacité de la cavité pleurale est remplie par un épanchement purulent fétide : la plèvre est tapissée d'épaisses fausses membranes; celles-ci détachées, la séreuse apparait rouge et parsemée de petites hémorrhagies.

Observation. — Brigandat, Marie, 2 ans, entrée le 22 janvier. Elle est au deuxième jour d'éruption d'une rougeole confluente, avec ophthalmie, catarrhe bronchique moyen, et angine forte.

Le 25 janvier, les lèvres écorchées sont recouvertes de fausses membranes minces.

Le 1er février, convalescence.

Le 4, une coqueluche se déclare.

Le 9, (18 jours après son entrée), éruption de varioloïde discrète.

Le 11, la diphthèrie a reparu aux lèvres; il y a beaucoup d'angine, et une bronchio-pneumonie double, mais plus accusée à gauche.

Le 15, la coqueluche augmente; la varioloïde est terminée; mais au cou et à la tête, plusieurs pustules deviennent le point de départ d'abcès furonculeux.

Les jours suivants, l'enfant maigrit; un abcès considérable s'est formé à la région temporale droite. Blépharite, ecthyma cachectique, furoncles.

Enfin, le 22 février, la bronchio-pneumonie est généralisée; la voix est éteinte, la toux croupale. Mort.

Autopsie : Dans les poumons, outre les lésions de la bronchio-pneumonie, il existe des masses caséeuses tuberculeuses; une d'elles ramollie a donné lieu à une caverne dans le lobe inférieur gauche. Les poumons contiennent beaucoup de granulations grises; les ganglions bronchiques sont caséeux. Toute la surface du larynx est tapissée de fausses membranes molles ; au côté droit du larynx, sous les muscles sterno-hyoïdien et omoplat-hyoïdien, existe un abcès contenant un pus verdâtre très-épais.

Observation. — Vonholensée, Hildegarde, 5 ans, entrée le 17 février. Après 8 jours de maladie, une éruption de rougeole vient de se montrer. Il ya de la diarrhée; une laryngite et une bronchite relativement intenses.

22 février, l'éruption est éteinte; mais il reste de la bronchite et

une laryngite forte caractérisée par la toux férine très-violente. Etat général bon.

1er mars, il ne reste plus que la laryngite qui conserve ses mêmes caractères.

Le 4, (15e jour depuis l'entrée), depuis 2 jours l'enfant a une forte fièvre; ce matin apparaît une varioloïde discrète sur la face et sur le tronc.

Le 5, accès de suffocation répétés; un vomitif n'amène le rejet d'aucune fausse membrane, il y a une forte angine; les amygdales sont grosses, recouvertes d'un enduit grisâtre; le nez coule beaucoup, jetage.

Le 6, les accès de suffocation se répètent. Trachéotomie. L'enfant meurt le 8 mars; la diphthérie s'est étendue à la plaie. Pas d'autopsie.

Sans vouloir exagérer l'influence de la rougeole, nous ferons remarquer : 1° Que dans l'observation de l'enfant Cocu, nous voyons à une rougeole ordinaire succéder une varicelle, et à propos de celle-ci, se déclarer en pleurésie purulente avec pneumonie, qui tue l'enfant en 10 jours, (il n'est pas phthisique); c'est là, on nous permettra de le dire, un bien gros accident pour une maladie aussi légère en général, que l'est une varicelle discrète; 2° Que pour l'observation de Brigandat, l'existence d'une coqueluche et d'une tuberculisation avancée justifient la plupart des accidents. Cependant, notons que dans les poumons, il existait des masses caséeuses, et un semis de granulations grises de date beaucoup plus récente. L'enfant a vécu un mois après sa rougeole; n'est-on pas en droit de penser que c'est pendant ce temps, et sous l'influence de l'affection morbilleuse, que s'est produite cette dernière lésion tuberculeuse? 3° Que l'enfant Vonholensée a présenté pendant tout le temps de sa rougeole une laryngite forte; cette laryngite existe encore quand survient une varioloïde discrète. Aussitôt le croup et l'angine couenneuse se déclarent; ce n'est évidemment pas à une varioloïde discrète, mais bien à la rougeole, qu'on doit rapporter ces derniers accidents.

Nous placerons à la fin de notre mémoire les conclusions, qui nous semblent pouvoir être tirées de cette exposition.

CHAPITRE VIII

Des complications. — Des maladies consécutives à la rougeole.

Après les développements, peut-être exagérés, que nous avons donnés aux chapitres précédents, on nous excusera de ne pas épuiser le sujet que nous abordons. Il suffirait à lui seul pour fournir matière à un long mémoire; placé dans l'alternative d'être ou trop long ou trop incomplet, nous nous bornerons à un simple énoncé des faits observés.

Deux complications principales se sont montrées dans le cours de l'épidémie que nous analysons :

La bronchio-pneumonie.

La diphthérie.

Bronchio-pneumonie. — Nous avons déjà fait plusieurs fois allusion à la fréquence de cette complication, lorsque faisant le tableau général de l'épidémie, nous avons dû indiquer la nature de ses complications et la mortalité aux diverses époques de l'année.

Voici, par mois, et avec la mortalité, le relevé de nos observations au point de vue de la bronchio-pneumonie seule.

JANVIER (*32 observations*).

BRONCHIO-PNEUM....	11	Guérisons.......	8
		Morts...........	3

FÉVRIER (*31 observations*).

BRONCHIO-PNEUM....	10	Guérisons.......	5
		Morts...........	5

Ainsi, dans les mois de janvier et de février, un tiers (21 sur 63) des malades a eu de la bronchio-pneumonie, caractérisée par des râles fins et du souffle dans un point plus ou moins circonscrit de la poitrine ; et si la mortalité n'a pas été très-grande en janvier, en février le nombre des décès égale celui des guérisons. (Mortalité, à peu près 1/8).

MARS (*14 observations*).

Bronchio-pneum....	3	Guérisons.......	2
		Mort............	1

AVRIL (*17 observations*).

Bronchio-pneum....	5	Guérisons.......	3
		Morts...........	2

Dans le cours de ces deux mois, un quart seulement des enfants (8 sur 31) est atteint de bronchio-pneumonie; le mois de mars surtout est remarquable par le petit nombre de cas; enfin il ne meurt que 3 enfants.

MAI (*26 observations*).

Bronchio-pneum....	9	Guérisons.......	2
		Morts...........	7

C'est là un résultat bien remarquable, et dont nous avons cherché plus haut à donner la raison.

En juin, nous n'avons pas observé de bronchio-pneumonie.

Cette complication qui se montre en général le 2e ou 3e jour après l'éruption, peut cependant précéder celle-ci, et nous en avons cité un cas terminé par la mort. Nous n'insisterons pas sur ses caractères; mais un surtout nous a frappé par sa fréquence : c'est la forme hémorrhagique (hémorrhagies intra-lobulaires, hémorrhagies sous-pleurales) de cette pneumonie [1]. Déjà, dans les observations Dubois, Chambrand et Gusse, nous avons rapporté des autopsies qui relatent cette forme; en voici deux autres :

1. Il faut bien distinguer l'hémorrhagie intra-lobulaire ou interstitielle de l'hémorrhagie sous-pleurale. La première est la conséquence d'une lésion des parois des vaisseaux, lésion liée à la maladie elle-même, et directement engendrée par elle; la seconde me semble être surtout un effet mécanique, presque traumatique; je suis, en effet, très-disposé à voir dans ces hémorrhagies sous-pleurales la même lésion que M. le prof. Tardieu a décrite sur les cadavres d'individus morts par suffocation et à laquelle il donne une si grande importance médico-légale. Une conséquence se présente dès-lors à l'esprit : les ecchymoses sous-pleurales peuvent être le résultat d'une suffocation criminelle, mais elles peuvent être le fait d'une suffocation par maladie, et il est fréquent de les voir dans la bronchio-pneumonie rubéolique, croupale, etc. On conçoit combien cette notion a d'importance dans les exhumations judiciaires.

Observation. — Huser (Auguste), 3 ans, entré le 26 avril, avec une rougeole au premier jour d'éruption, confluente à la face, discrète sur le corps ; il a beaucoup de catarrhe bronchique, une toux grasse, un peu quinteuse ; la gorge est très-rouge.

27 avril. L'éruption se fait bien sur le tronc ; elle y est confluente ; fièvre très-forte.

Le 28, l'éruption pâlit à la face et sur le tronc, mais elle est confluente aux membres ; la fièvre persiste plus forte qu'à l'ordinaire.

Le 29, il y a des râles sibilants, muqueux dans les deux côtés de la poitrine, la respiration est obscure, la voix faible, la toux très-fréquente est férine. (Ipéca, saccharate de cubèbe).

Le 30 (soir). Dyspnée ; murmure respiratoire faible.

Le 2 mai. P. 140, R. 40. Cyanose, respiration haute et fréquente, le bruit respiratoire est rude, presque soufflant, et on perçoit des râles crépitants disséminés en différents points de la poitrine.

Le 3, pâleur extrême ; coryza et fétidité de l'haleine ; souffle dans toute la moitié inférieure de la poitrine. P. 164.

Le 4. Presque tout le côté gauche, mais surtout en bas et en dehors, présente un souffle tubaire d'une intensité extrême, sans râles ; la percussion donne à ce niveau une matité absolue ; à droite à la base il y a également un peu de souffle et des râles muqueux (pot. avec eau-de-vie). Mort le 7 mai.

Autopsie. — Les deux poumons présentent une coloration violacée foncée, presque uniforme, à peine interrompue par quelques lobules moins fortement congestionnés ; mais c'est surtout à la base gauche que le tissu pulmonaire, absolument privé d'air et dense, ne laisse écouler à la coupe qu'un liquide sanglant ; c'est l'aspect de l'apoplexie diffuse. A la base de chaque poumon, le long du bord postérieur et dans les scissures interlobaires surtout, apparaît un nombre considérable de petites ecchymoses sous-pleurales formant un piqueté d'un rouge vif. La partie saine des deux sommets est très-emphysémateuse. Pas de tubercules, pas de diphthérie.

Observation. — Alloiteau (Marie), 5 ans, entrée le 4 février. A l'entrée, rougeole avec laryngite, coryza et angine très-forts.

Le 7 février, respiration rude dans toute la poitrine, beaucoup de râles muqueux. P. 172.

Le 9, mort.

Autopsie. — Le larynx est normal ; les bronches très-rouges sont remplies de pus ; sur la coupe du poumon, quand on comprime le tissu, il s'en échappe des gouttelettes de muco-pus, qui, au premier abord, semblaient être des granulations. Dans les deux poumons, il y a des noyaux formés par des lobules engoués, denses, et qui, par leur couleur, semblent des noyaux d'apoplexie; la base gauche présente cette lésion à un haut degré. La surface pulmonaire est criblée de petites hémorrhagies fines, mais très-abondantes; elles le sont encore davantage dans les scissures interlobaires.

Cette dernière autopsie, outre les hémorrhagies lobulaires et sous-pleurales, nous montre les granulations purulentes de la bronchite capillaire.

Diphthérie. — Sur nos 127 observations, nous avons relevé 21 exemples de diphthérie compliquant la rougeole, savoir :

8 fois le croup seulement,
9 fois le croup avec angine couenneuse,
1 fois la diphthérie des bronches,
3 fois la diphthérie des lèvres.

Si on examine les observations au point de vue de l'époque de l'année où se sont montrés les cas de croup, on voit, ainsi que nous l'avons dit (Chapitre Ier), que le croup n'a compliqué la rougeole que pendant les mois de janvier (4 cas), de février (9 cas), et de mai (4 cas).

Nous rapportons l'observation suivante comme un type de cette complication; on verra la diphthérie généralisée, et en même temps la bronchio-pneumonie double hémorrhagique dont il a été question ci-dessus.

Observation. — Haguet (Augustine), 6 ans, entrée le 2 février, Elle vient de l'orphelinat Saint-Charles et est seulement malade depuis 2 jours; à ce moment, éruption encore incomplète, diarrhée, coryza très-fort.

Le 3 février. P. 140, T. 38,2; éruption boutonneuse à la face très-belle, à peine quelques râles, angine, coryza, laryngite intense; langue rouge.

Le 5, congestion pulmonaire double; éruption encore très-belle.

Le 6, P. 156, T. 38,3; langue sèche, dyspnée, murmure respiratoire faible.

Le 7, P. 144, T. 39,8; toux laryngée croupale; gencives saignantes, lèvres croûteuses, pharynx luisant, vernissé; narines pulvérulentes; somnolence continuelle.

Le 8, P. 128, T. 39,8. Quelques râles et de la rudesse de la respiration; voix éteinte; toux croupale, un peu de tirage; rougeur et mucosités épaisses dans la gorge. (Soir). P. 160, T. 40,5.

Le 9, la gorge est tapissée de fausses membranes; la voix est nulle; la toux est aphone. Mort.

Autopsie : Le pharynx et le larynx sont tapissés de fausses membranes, qui s'étendent jusqu'au voisinage de la bifurcation bronchique, sous forme d'une pellicule granuleuse. Bronches : elles contiennent du muco-pus qui les obstrue complètement. Poumons : 1° Gauche ; le lobe supérieur est presque normal, emphysémateux ; le lobe inférieur est dans sa moitié postérieure le siége d'une pneumonie lobulaire apoplectique ; toute cette partie est d'un rouge vif sanguin : à l'extérieur, la limite de la partie pneumoniée se dessine nettement suivant une ligne sinueuse, répondant à des interstices lobulaires ; à la coupe, il s'écoule une abondante quantité de sang et de sérosité à peine aérée ; le tissu reste, même après, rouge, dense et friable ; 2° Droit : les lobes inférieur et moyen présentent des noyaux isolés de lobules enflammés superficiels (pn. corticale), et aussi sur le bord tranchant (pn. marginale). Le lobe supérieur est en grande partie hépatisé ; les deux poumons présentent un abondant piqueté hémorrhagique sous-pleural.

Enfin, l'observation suivante est un remarquable exemple de diphthérie localisée à la gorge et aux bronches, le larynx étant seulement enflammé.

Observation. — Jacquot, 3 ans, entré le 5 mai. Il a eu la rougeole il y a 8 jours et en présente les marbrures ; pendant 4 jours, il a eu des convulsions très-fortes. Actuellement : cyanose, respiration haute (80), P. 180 ; bronchio-pneumonie double, mais surtout à gauche. La gorge est couverte de fausses membranes ; le frein de la langue est ulcéré, et l'ulcération est tapissée par une fausse membrane grisâtre. Mort 8 mai.

Autopsie : Le pharynx est revêtu d'une couche pseudo-membraneuse. Le larynx est rouge ; ni l'épiglotte, ni les ventricules laryngés ne présentent la moindre pellicule ; mais dans les bronches très-enflammées, il y a de la fausse membrane, sous forme d'une pellicule peu adhérente, mais continue, et qu'un filet d'eau détache ; les mucosités enlevées, on voit la pseudo-membrane flotter dans le liquide. A gauche, un noyau d'hépatisation rouge des deux côtés des lobules congestionnés ; ecchymoses sous-pleurales nombreuses.

A côté de ces localisations diphthériques relativement fréquentes, surtout le croup, plaçons encore la stomatite pseudo-membraneuse, dont les deux observations ci-dessus nous offrent des exemples, et que nous avions déjà rencontrée dans les observations Tadier, Grivaud et Gusse.

Enfin, nous avons rencontré quatre fois à titre de complication de la rougeole, la *pleuro-pneumonie*. Chose digne de remarque, dans quatre faits, une seule fois la mort s'en est suivie ; et c'est dans le cas, si complexe de l'enfant Jœger, qu'on peut douter si c'est à la pleuro-pneumonie seulement qu'il faut attribuer la mort.

Les maladies consécutives à la rougeole sont nombreuses, et nous n'avons pas l'intention d'en faire autre chose qu'une simple énumération. C'est d'abord la *phthisie* sous toutes ses formes, tuberculisation miliaire, grise et caséeuse. Dans un précédent tableau, (page 25), nous avons montré sa fréquence chez des enfants entrés à l'hôpital problablement tuberculeux; mais dont plusieurs présentaient des productions tuberculeuses récentes et probablement postérieures à la rougeole. Nous avons tenté d'analyser nos observations au point de vue de la phthisie. Nous y avons renoncé : 1° parce que nous avons trouvé, à l'autopsie seulement, des lésions tuberculeuses méconnues pendant la vie; 2° en second lieu, parce que beaucoup d'enfants chez lesquels nous soupçonnions la phthisie ont été emmenés par leurs parents, nous laissant dans le doute sur la terminaison et sur les résultats d'une constatation *post mortem*.

La *laryngite* post-rubéolique s'est présentée 15 fois sur 127 cas à notre observation, avec une intensité remarquable. Précédée le plus souvent d'une laryngite forte, mais non nécessairement, caractérisée par une toux laryngée sèche et une aphonie presque complète, nous l'avons vue durer un mois chez les enfants, Piednoir, Buisson et Cain. Les observations Dovert et Masselin en offrent deux exemples. En voici une troisième :

Observation. — Chabran, Amélie, 3 ans, entrée le 4 avril; elle est au premier jour d'une rougeole confluente à la face; l'énanthème, assez fort aux yeux, donne seulement lieu à un peu de bronchite.

Le 7, il y a un peu de laryngite; le soir, on est très-effrayé d'entendre une toux rauque : il y a de la rougeur de la gorge sans fausses membranes; un peu de fièvre.

Cet état persiste. Le 14, on note : une toux laryngée sèche, une aphonie complète; mais la respiration se fait bien, l'état général est assez bon.

Le 19, la voix commence à se faire entendre. Le 26, elle est en partie revenue.

Exeat le 28, incomplètement guérie.

Deux fois l'autopsie ayant permis de constater l'état du larynx, nous avons trouvé des *ulcérations des cordes vocales*. (MM. Rilliet et Barthez signalent leur existence dans la moitié des cas). Cette laryngite nous a semblé notablement plus fréquente dans les mois de mars, d'avril et de mai que pendant l'hiver. Quatre de nos observations appartiennent à la période (sur 63 observations) hivernale de l'épidémie; sept aux mois de mars et d'avril, pendant lesquels nous ne recueillions que 31 observations; et quatre au mois de mai 26 observations).

Nous aurions encore à signaler deux fois des *blépharites* rebelles, mais surtout des *gingivites* ulcéreuses; on en trouvera la description dans deux observations citées dans le courant de ce mémoire (Pierron et Griselle). Dans la première l'ulcération a déterminé la chute des incisives.

Nous avons observé un cas de *purpura hemorrhagica* chez un tout jeune enfant cachectique qui venait d'avoir une rougeole forte.

Enfin nous possédons quatre observations dans lesquelles la *coqueluche* est survenue peu de temps après la rougeole; nous en avons une cinquième dans laquelle la coqueluche a été antérieure à la rougeole. (Observation Baud). Dans cette observation on voit la coqueluche diminuer pendant toute la durée de la fièvre éruptive (du 18 janvier aux premiers jours de fièvre), puis reparaître intense, se compliquer rapidement de bronchio-pneumonie, et plonger l'enfant dans un état désespéré.

Dans les faits, au nombre de quatre, où la coqueluche a suivi la rougeole, c'est presque toujours à un très-court intervalle que les quintes ont apparu; trois fois la maladie s'est rapidement compliquée de bronchio-pneumonie, une fois même elles se sont montrées simultanément (enfant Baud), et dans ces trois cas la mort est survenue.

Aussi admettons-nous complètement la proposition de MM. Rilliet et Barthez que, dans la majorité des cas, la toux convulsive succède à l'éruption, et aussi celle-ci, que la coqueluche rubéolique a une grande tendance à se compliquer de bronchite capillaire et de pneumonie à une époque très-rapprochée du début

CONCLUSIONS

Chapitre I. — L'épidémie de rougeole que nous avons observée depuis le 1er janvier jusqu'au milieu de juin, à l'hôpital des Enfants-Malades, a présenté dans sa marche trois phases :

1° *Une première phase*, qui comprend les mois de janvier et de février, phase hivernale; dans l'espace de ces deux mois, 62 cas de rougeole se sont présentés à notre observation. De ce nombre 16 provenaient d'une épidémie locale développée à l'orphelinat Saint-Charles.

Pendant cette période, deux complications : la bronchio-pneumonie et le croup ont imprimé à l'épidémie un caractère de gravité exceptionnelle, qui s'est traduite par une mortalité de 1/3 (21 décès sur 62 cas).

2° Une seconde phase, qui s'étend aux deux mois de mars et d'avril, pendant laquelle non-seulement le nombre des cas de rougeole a diminué de moitié (31 cas au lieu de 62), mais encore leur gravité, puisque nous n'avons observé que 5 décès sur 31 cas (soit 1/6), et pas un cas de croup.

3° Une troisième phase, étendue au mois de mai, est signalée : 1° par une recrudescence du nombre des rougeoles, et surtout des rougeoles développées à l'intérieur de l'hôpital (14 sur 26 cas); 2° par le retour des complications thoraciques et diphthériques; sa gravité se mesure par une mortalité de 2/5 (11 décès sur 26).

En juin, l'épidémie de rougeole décroît.

Chapitre II. — Il nous semble difficile de tirer une conclusion rigoureuse touchant l'influence de la température sur la marche et les caractères de l'épidémie pendant le trimestre d'hiver.

Chapitre III. — Les résultats que nous obtenons de l'analyse de 31 cas, dans lesquels on peut jusqu'à un certain point préciser la date de la contagion, sont confirmatifs de l'opinion généralement reçue sur la durée de l'incubation. Pour 17 cas (sur 31), la durée de l'incubation a oscillé entre 12 et 18 jours.

Mais d'une part, nous citons 4 cas dans lesquels cette durée semble avoir été beaucoup plus courte (4, 6, 7 et 8 jours); d'autre part, nous possédons 1 cas où on peut assigner, selon toute probabilité, comme limite la plus rapprochée de cette période, 14 jours.

Chapitre IV. — La scarlatine qui précède d'*au moins plusieurs jours* la rougeole, ne semble pas influer nécessairement sur la marche de la rougeole ni sur ses complications.

Mais dans 1 cas, la scarlatine ayant laissé derrière elle une lésion des reins, la rougeole s'est compliquée de phénomènes anormaux (albuminurie, diarrhée, vomissements) qui peuvent être rapportés à la maladie rénale, d'origine scarlatineuse.

Mais si la scarlatine est récente, la rougeole peut présenter des symptômes graves ayant quelques uns des caractères des accidents de la scarlatine.

L'érysipèle, antérieur à la rougeole, semble avoir sur celle-ci une influence analogue à celle de la scarlatine.

La variole ou la varioloïde précédant la rougeole est très-grave; mais la varicelle n'est pas d'un pronostic aussi défavorable.

Les affections thoraciques, qu'elles soient graves par elles-mêmes, comme les tubercules, la pneumonie, la coqueluche rebelle, ou même légères comme une grippe, favorisent le développement de la bronchio-pneumonie rubéolique.

La diarrhée cachectique comporte un pronostic sérieux, mais non absolument mortel.

L'anémie vraie, ou secondaire, ne paraît pas être d'un pronostic très-fâcheux.

La syphilis nous a paru sans influence sur la rougeole.

Chapitre V. — La rougeur des conjonctives, le coryza, la laryngite, la bronchite sont des éruptions internes de rougeoles. A ces énanthèmes, on peut ajouter, comme étant moins constants, l'angine, la stomatite, l'entérite.

Ces énanthêmes, dans plusieurs cas de cette épidémie, nous ont paru revêtir un caractère de gravité exceptionnelle.

L'angine morbilleuse, *ordinairement moins intense et moins grave que l'angine scarlatineuse*, peut comme celle-ci se compliquer de diphthérie; mais alors elle s'accompagne de croup et souvent de coryza couenneux.

Une fois cependant, nous avons vu l'angine pseudo-membraneuse ou diphthéroïde sans le croup; il existait en même temps de la diphthérie bronchique.

Sur 127 cas, nous avons observé 21 fois la diphthérie; 3 fois le croup seul ; 9 fois le croup et l'angine ; 1 fois l'angine sans le croup ; 3 fois la stomatite diphthérique.

CHAPITRE VI. — L'exanthème morbilleux ne nous a offert aucune particularité digne d'être notée.

Deux fois nous avons observé des récidives de rougeole ; l'espace d'un mois à peine séparait les deux éruptions.

CHAPITRE VII. — La réunion ou la succession à court intervalle des trois fièvres éruptives, rougeole, scarlatine ou variole, a été mortelle.

La réunion de la scarlatine et de la rougeole a été très-grave ; la rougeole précédant la scarlatine semble avoir été un peu moins grave.

La rougeole précédant la varioloïde est d'un pronostic fâcheux ; elle le serait moins s'il s'agissait d'une varicelle.

CHAPITRE VIII. — Les deux complications de la rougeole qui se sont le plus souvent montrées dans le cours de cette épidémie, sont :

1° La bronchio-pneumonie, (38 sur 127) ;

2° La diphthérie, (21 sur 127).

La bronchio-pneumonie comme fréquence et comme gravité a suivi la marche générale de l'épidémie ; fréquente en hiver, (dans 1/3 des cas), elle a causé la mort dans 1/6 des cas, (10 fois sur 63) ; moins fréquente au primptemps, elle a de nouveau été très-grave en mai, (sur 26 cas, 9 bronchio-pneumonie, 7 décès).

La bronchio-pneumonie rubéolique est très-souvent hémorrhagique (hémorrhagies sous-pleurales et intra-lob ulaires).

Pour la diphthérie, voir les conclusions du chapitre V.

Nos résultats ne peuvent ni infirmer ni confirmer l'opinion reçue sur la phthisie consécutive à la rougeole.

Les autres maladies que nous avons observées à la suite de la rougeole, sont : la pleurésie, la blépharite, la gingivite ulcéreuse, le purpura, etc ; mais surtout la laryngite subaigue.

Deux fois l'autopsie nous a fait voir dans cette dernière, des ulcérations des cordes vocales.

La coqueluche, qui toujours a suivi la rougeole, à un court intervalle, s'est compliquée 4 fois sur 5 de bronchio-pneumonie.

TABLE

FIN DE LA TABLE.

Fontainebleau. — Imprimerie E. Bourges.

www.ingramcontent.com/pod-product-compliance
Ingram Content Group UK Ltd.
Pitfield, Milton Keynes, MK11 3LW, UK
UKHW012255240726
13966UKWH00004B/1421